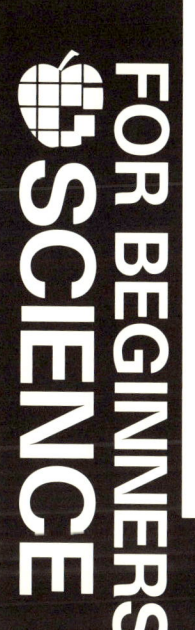

歯で守る健康家族

歯育・食育・治療の決め手

丸橋 賢［文］ ふなびき かずこ［絵］

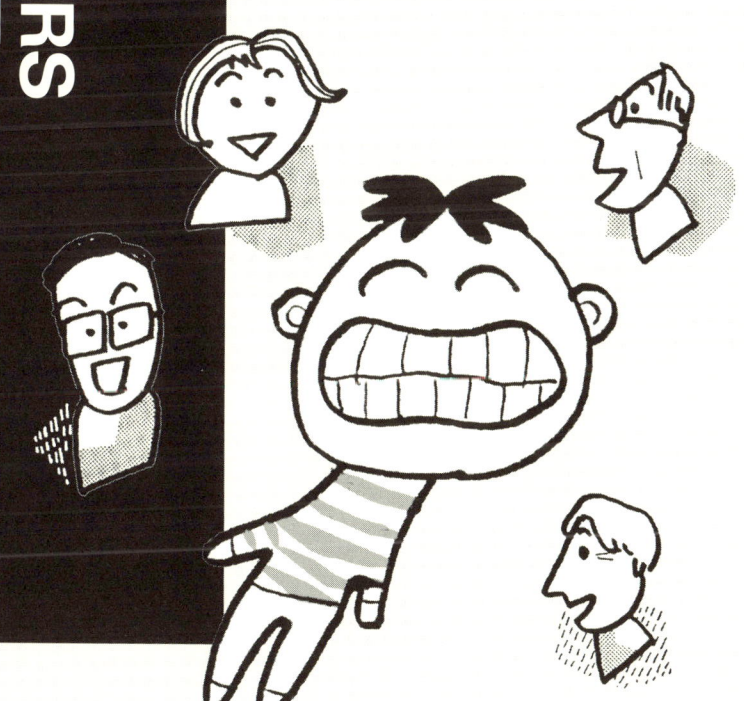

現代書館

目　次

はじめに　6

第1章　予防こそ大切～歯科疾患の予防はとても簡単～ ………………… 9
〈食事編〉　10
(1) 基本は食事 ……………………………………………………………………… 10
　①健康調査結果から見えた食と歯と健康　　②忘れてはいけない全人医学観
(2) 日本人の祖先の食と歯 ………………………………………………………… 14
　①イタリアで見た本物の食へのこだわり　　②もっと食を大切にしなければ
(3) 軟らかい食べ物が、顎を退化させ咬み合わせを狂わす ……………………… 17
　①モンゴル遊牧民と日本人の歯と体　　②モンゴル遊牧民の生活と食
　③優れた身体能力
(4) ムシバ・歯列不正など歯科疾患を防ぐ食事 …………………………………… 22
　①どんな栄養バランスが必要か　　②食物は自然の恵み
　③化学物質を極力避けよう
(5) 歯周病は食生活の間違いが主因 ………………………………………………… 25
　①歯周病とは？
　②サーニー族、マサイ族など自然なものだけを食べている民族は歯周病にならない
　③食事戒律のある宗教団体の人々にも歯周病がない
　④歯周病にならない食事
(6) 歯周病になりやすい食事………………………………………………………… 28
　①貧血・低血圧型歯周病の人の食事パターン
　②食べ過ぎや現代食型でも歯周病が進む

〈ブラッシング編〉　32
(1) これが正しいブラッシング ……………………………………………………… 32
　①1本のブラシを3通りに動かす
　　1)ローリング法　　2)バス法　　3)コーム法（丸橋式）
(2) 子供にブラッシングを教えよう ………………………………………………… 36
　①ブラッシングは1本目が生えたら始める　　②乳歯の萌出
　③乳歯萌出の時期と順序　　④ブラッシング成功のカギはお母さん
(3) フッ素・キシリトールは本当に効くか？ ……………………………………… 40
　①フッ素について　　②フッ素についての賛否　　③キシリトールについて
　④ムシバができるメカニズムを知る　　⑤キシリトールと他の糖アルコール
　⑥キシリトールはミュータンス菌を殺し、ムシバの再石灰化を促進するというのもウソ

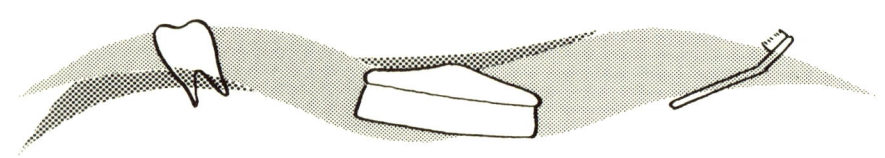

第2章　ムシバができるメカニズム……47
(1) ムシバはこうしてできる ……48
　①細菌が砂糖を分解すると酸ができ、この酸が歯を溶かしてムシバをつくる
　②ムシバはこう進行する
(2) ムシバ予防の基本 ……53
　①家族を予防の拠点に　②ムシバの少ない北欧に学ぶもの
　③文化的に成熟した家族・民族になろう
(3) ムシバはすべて充填しなければならないか ……56
(4) 誰でも分かる良い充填、悪い充填 ……57
　①アマルガム充填　②コンポジットレジン充填　③インレー

第3章　根管治療で歯科医の技量・誠意が分かる……65
(1) 根管治療とは、どういう治療か ……66
(2) 良い根管治療、悪い根管治療のチェックポイント ……67

第4章　良い補綴物と悪い補綴物の見分け方(クラウン・ブリッジ・義歯)…71
(1) 良いクラウン・悪いクラウンの見分け方 ……72
(2) 良いブリッジ・悪いブリッジの見分け方 ……74
(3) 床義歯(取りはずし式入れ歯)について ……76
　◇粗悪義歯の治療例と当院で製作した義歯の治療例

第5章　歯周病になってしまったら……81
(1) 歯周病の正しい治し方 ……82
　①口腔内の局部的原因による歯周病
　〈例1〉歯列が悪く、咬合が不自然なもの　〈例2〉不良治療が原因の場合
　②全身状態と関係する歯周病
　〈28歳男性・Sさん　義歯の危機から生還〉
(2) 歯周病治療の結果次々治る花粉症 ……86

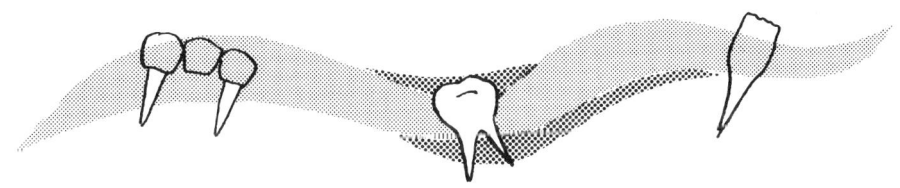

第6章　不正咬合と矯正 …………………………………………………… 89
(1) 悪い歯並びは矯正治療で治す ……………………………………………… 90
　　①クラウディング（叢生）　②反対咬合　③上顎前突
　　④オープンバイト（開咬）　⑤顎偏位
(2) 咬合治療とタイアップした矯正治療 ……………………………………… 100
(3) 歯周病の改善や補綴の前準備のための矯正治療 ………………………… 102
(4) 新しい矯正治療 …………………………………………………………… 102
　　①インプラントを固定源に活用する　②矯正用インプラントの出現
　　③外科矯正
(5) 良い咬合を導くために …………………………………………………… 104
　　①不正咬合を予防するためのチェックポイント
　　②矯正治療によるトラブルを避けるには

第7章　インプラントと造骨 ……………………………………………… 107
(1) 成功率の高いインプラント ……………………………………………… 108
(2) インプラントはどこがすごいか ………………………………………… 112
　　①期待以上に良いと喜ばれるインプラント　②弱った歯より問題が生じにくい
(3) 骨も自由自在につくる …………………………………………………… 116
　　①骨が不足してインプラントができない例　②造骨の原理
　　③造骨手術の種類

第8章　体の異常は咬み合わせに原因があった ………………………… 121
(1) 咬合異常が心身の不快症状を引き起こす ……………………………… 122
　　①恐ろしいのは咬み合わせ異常の出現と増加
　　②咬み合わせ異常が引き起こす症状　③体も精神も壊れた患者さんたち
　　④咬合異常の2大原因
(2) 咬合異常が心身の不快症状を引き起こすメカニズム ………………… 128
　　①体の機能との関係　②神経・精神の働きとの関係
(3) 現代人の咬み合わせは、このようにずれている ……………………… 134
　　①小顔は体調不良の象徴　②顎偏位症の実例
(4) 咬合異常が引き起こす全身症状の治療方法 …………………………… 142
　　①診断から治療までの流れ　②実際の治療例
　　③身体を鍛えないと根本解決ではない

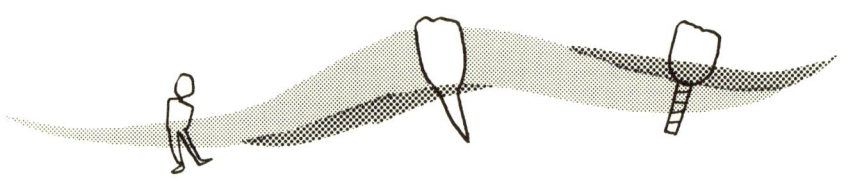

第9章　退化が私たちを蝕んでいく ……………………………………… 147
(1) 17歳闘値説 ……………………………………………………………… 148
(2) 生きる力をなくした若者の体 ………………………………………… 149
　　①現代の若者の歯と身体の特徴　　②現代人の退化の原因
(3) 日本人の異常は一般の人にも拡大中 ………………………………… 152
　　①患者さんに見られる異常　　②他の分野でも異変は増加している
　　③古代人の生活と健康
(4) 退化を防ぐためにすべきこと ………………………………………… 154
　　その①よく咬み、よく運動する
　　その②食べ物は自然の恵みをバランスよく
　　その③自分の心をバランスよく運転する
(5) 退化を超える本質は文化の再建にある ……………………………… 158
　　①文化の崩壊の根本にあるもの　　②文化再建は本質を見つめた思索と討論から
(6) 滅びの予兆を超えるために社会として努力すべきこと …………… 162
　　①正しい保守主義の欠落
　　②責任を問わず権利ばかり主張する誤った人権主義の憂延　　③論理性の否定

第10章　賢い患者になろう ……………………………………………… 165
(1) パーフェクトな治療とは ……………………………………………… 166
　　①良い治療と悪い治療を比べて見ると　　②歯科医選びは慎重に
(2) 賢い患者になろう ……………………………………………………… 170
　　①予防の3大注意点　　②良い歯科医の選び方
(3) 「良い歯の会」で勉強してみよう …………………………………… 173

おわりに　174

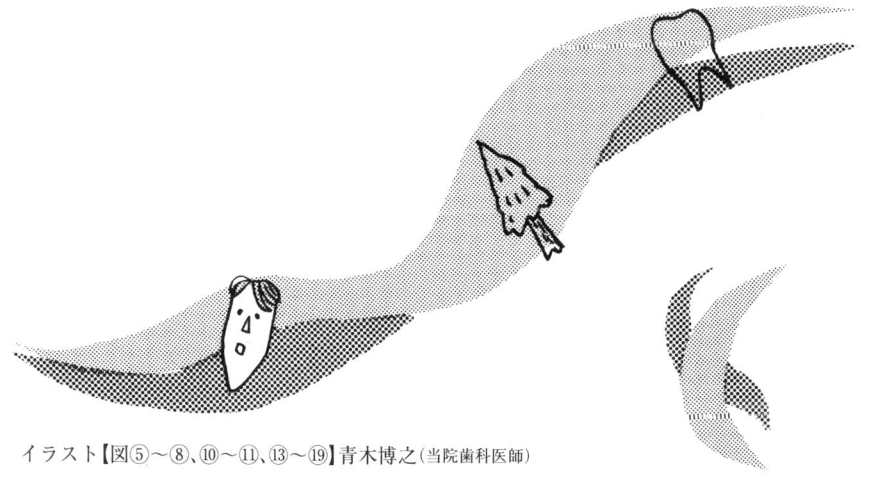

イラスト【図⑤〜⑧、⑩〜⑪、⑬〜⑲】青木博之(当院歯科医師)

はじめに

　35年間、歯の治療に携わり、同時に「良い歯の会」という健康創りの教室を開き続け、いま痛感するのは、是非予防についての理解を深めておいていただきたい、という点です。予防は、一般に考えられている以上に簡単で、驚くほど大きな効果を発揮します。

　歯科の治療は、皆さんが考えているより、ずっとずっと難しい、神業のような力量を要する仕事なのです。それを人間が行うのですから、(特に日本のような特異な歯科医療体制の中で行うのですから) 大部分は不満足な結果となります。誰でもが体で理解している通り、治療を受けた歯からダメになり、抜歯されてゆくのです。

　医聖ヒポクラテスは医師として必要な条件を六つ挙げ、その第一に天性を挙げています。その他に訓練、学習に好適な環境、幼少からの教育、医術に対する研究欲、時間が不可欠だとしています。そして、天性がなければ論外だとまで言っています。しかし、天性に恵まれた人がどれだけいるでしょうか。それに加え、学力がトップクラスの人が歯科医になっているヨーロッパなどに比べ、日本での歯科大入学者の学力は、入試用のデータブックで調べると医歯薬保健系で最低なのが現状です。

　特別優れた歯科医が行っても難しいのが歯科治療ですが、現実的には現在の日本の歯科医にも治療内容にも大きな問題があるのです。

　この本を手にした皆さんも、歯科医に通っているのに歯が悪くなる方が大部分のはずです。歯科治療をすれば、時間や労力やお金がかかり、痛くつらいことが沢山あります。それで結果が良ければまだ良いのですが、結果が不良では最悪です。

　そこでどうしても知っていただきたいこと、それが予防についての知識なのです。予防はとても簡単で、大きな効果があります。理解を深めることは楽しく、痛みもなく、お金もかかりません。親の理解に守られ

れば、子供もみんな健康で良い歯に育ちます。良いことばかりなのです。賢明な方なら、絶対に予防の道を選ぶと思います。

　私は1981年（昭和56年）に、健康に生きるとは何かを理解するための教室「良い歯の会」を始めました。以後、毎月第二土曜日の午後に、一回も休まず、25年間続けています。

　治療より、予防の方が、歯科医と患者双方にとって、ずっと賢明な道

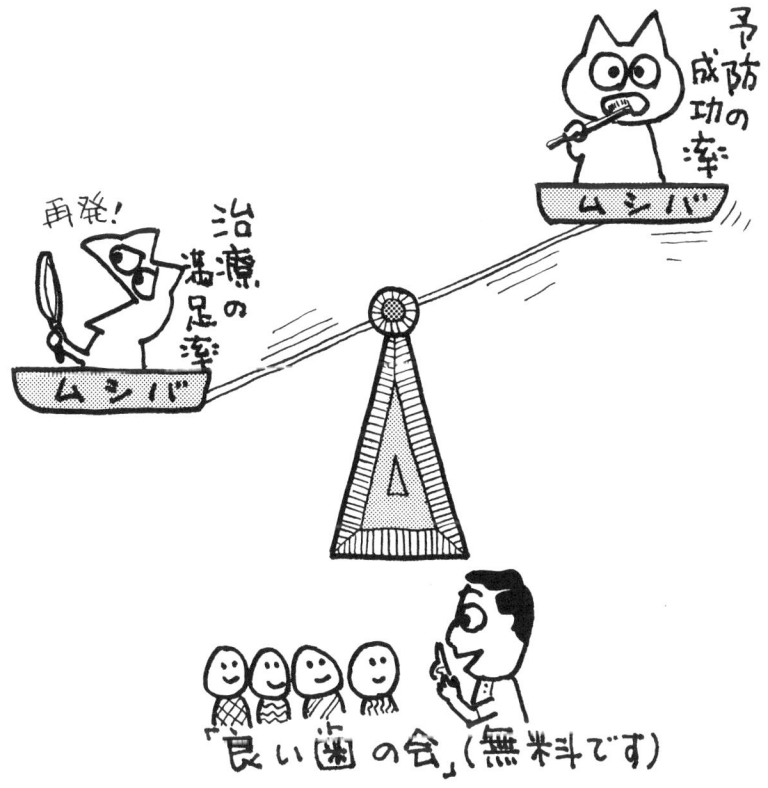

だと痛感し、始めたのですが、幸いにも毎回多くの方が参加しています。

　会を続けて25年も経つと、初期に受講した人の子供さんが、もう成人になっている例も沢山あります。親子とも、歯も体もピカピカの健康家族が沢山実現しています。外部から要請されて開講した出張「良い歯の会」を含めると、延べ5万人の人たちがこの会で勉強したのですから沢山の成果が出るのも当然です。「良い歯の会」を無料で開催し続けているのは、どうしても本当のことを理解した賢明な人になって欲しい、という強い私の願いが動機となっている会だからです。

　治療する前に、私は患者さんにいつも言います。『私たちは全力をもって出来る限りの治療をします。しかし、私たちに出来ることは技術的な部分です。技術は重要で不可欠ですが、もう一つ大切なことがあります。それはもうダメにしないという正しい生活の原則を患者さんにも理解していただくという事です。私たちがきちんとした治療をしても、患者さんが手抜きなら片手落ちで、ダメになる率が高くなります。だから私たちは一生懸命にやりますが、患者さんも是非「良い歯の会」で勉強して、理解を深めて頂きたいのです。両方できちんとできれば万全です。』———こうお話ししているのです。

　本書は、「良い歯の会」でよくお話ししていることの中から、大切で具体的な事項をまとめたもので、これだけは是非知っておいて欲しい事ばかりです。まず予防についてこれだけは理解しておいていただきたい点がまとめてあります。次に、歯科の治療について正しい理解を得て、できるだけ良質な治療を受けるために必要な知識がまとめてあります。家庭に常備していただければ、いつでも、繰返し、お役立て頂けると思います。

第1章

予防こそ大切
~歯科疾患の予防はとても簡単~

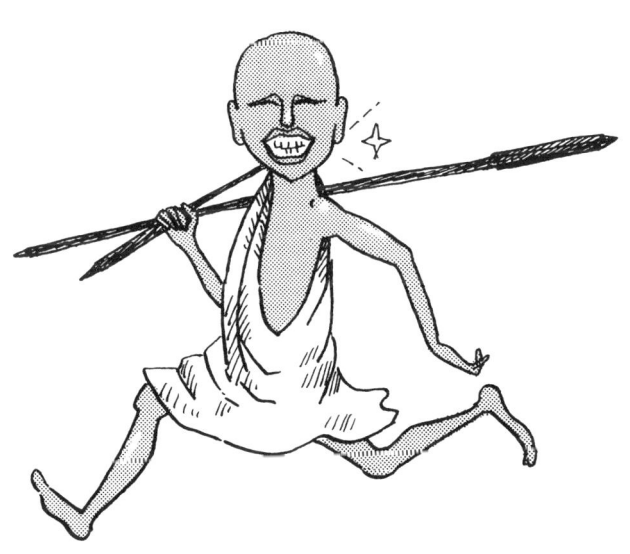

食事編

(1) 基本は食事

　ムシバや歯周病になるなんて世界の七不思議のひとつ——というのが私の実感です。ある程度まともな食生活をしていれば、いくつもの歯にムシバができたり、歯周病になったりすることはまずありません。それに加えて正しいブラッシングをしていればまさに"鬼に金棒"で、この二つを併せて実践すれば「ムシバゼロ」の子供がたくさん育つし、歯周病なんて無縁の世界なのです。

　えっ、そんな簡単なことで？と疑問をもつ方も多いでしょう。この本を読んでいただいている方の中にはこれまでに相当、歯で苦しみ、多額な歯科治療費を投じてこられた方も少なくないでしょうし、遺伝的に歯が弱いから、と考えている方もおられるでしょうから。

　私の歯科医院では、健康創造・予防を目的にした無料健康創造教室「良い歯の会」を毎月第2土曜日に開催しており、平成18年6月で丸25年が経過しました。この間、1回も休むことはなく出張教室も含めると参加者は延べ5万人を突破しました。この教室で勉強された方々のお子さんが、もう大きく成長されています。実はこの中にムシバゼロのお子さんが多数、存在しており、たとえムシバがあっても1本か2本だけというケースがほとんどなのです。

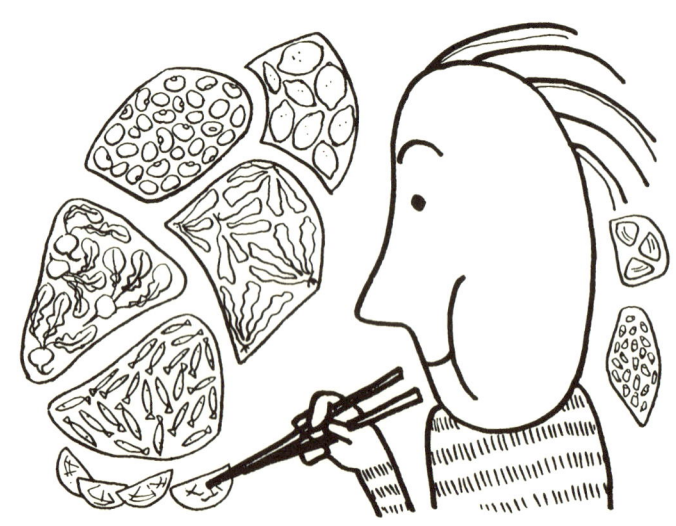

ある程度 まともな 食生活を していれば ムシバは かなり防げる

【写真①】は、その一例で17歳の女性です。ムシバはなく、歯肉も美しく、歯列もきれいに整っています。バランスの良い食べ物をよく咬んで食べていると歯列まで美しくなるのです。さらに、よく咬むことで頭が良くなることも分かっているのです。

長期間にわたって「良い歯の会」を継続していると、この教室に参加して勉強した人のその後の成果や、その両親に育てられた子供たちの様子が結果として表れてきます。それをみると、「歯や体の健康のもとは食生活」という私の確信は強まるばかりです。健全な食生活こそ健康づくりの基本なのです。

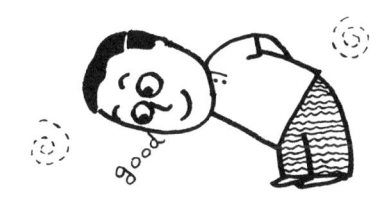

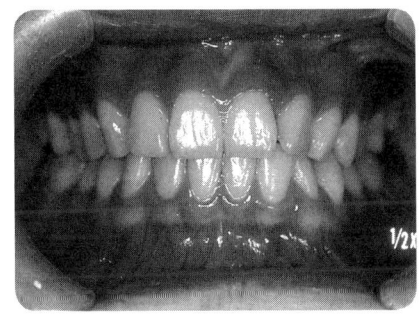

【写真①】食生活を健全にすればほとんどの子どもがこのように育つ

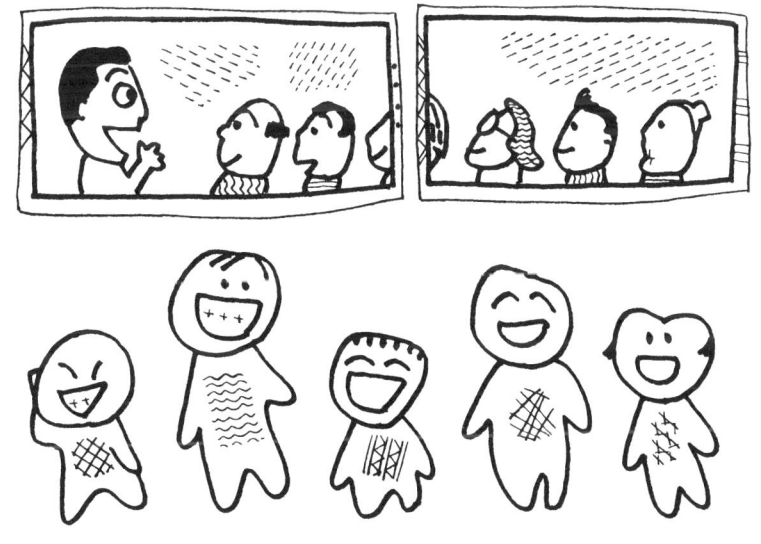

「良い歯の会」参加者の子どもたちにはムシバゼロも多数

第1章 予防こそ大切 〜歯科疾患の予防はとても簡単〜

①健康調査結果から見えた食と歯と健康

例えばモンゴルの遊牧民を調査してみると、とても美しい歯や歯列をしています。歯ばかりではなく姿勢も良く、皮膚の色艶も輝いています。モンゴルの遊牧民の食べ物は、羊や馬などの肉や乳、乳製品が主です。ケニアのマサイ族の調査結果も基本的に共通した点が多く、素晴らしい歯や歯列、姿勢、皮膚の輝きをもっています。視力の良さも驚くべきもので、4.0以上の人が多く存在します。マサイ族の食生活は、家畜の肉や乳、血などが主です。

日本の健康な老人の調査をしたことがありますが、身近でとれたものを食べるのが主で、とても簡素な食生活をしていました。食事戒律のある宗教団体の方々の調査もしました。歯や体の健康状態は、一般の日本人に比べて明らかに良く、食生活は自然の恵みを過度な加工をせず、バランスよく食べるという共通点が認められました。

歯の良い人と歯の悪い人の比較調査など、多くの調査研究を行いましたが、全体を通していえることは、地域により、気候や地質などの自然条件が異なるため、その地域でとれる食物は大きく異なるものの、肉中心であったり魚中心であったり、穀物や野菜が中心であったりしても、自然からの恵みを自然に近い形で食べるという点は共通している、ということです。身土不二という言葉が実に説得力のあるものに感じられるのです。

歯の悪い人たちに共通した食生活の傾向も認められます。栄養バランスで

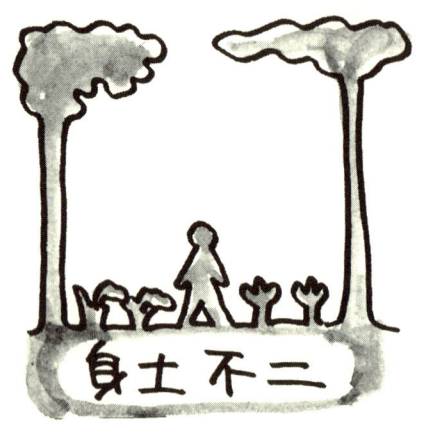

いえば、厚生労働省の栄養所要量と比較して、脂肪や砂糖などのエネルギーが過剰で、ビタミンやミネラル類、食物繊維が不足しているのが、歯の悪い人の共通傾向なのです。

野菜や花などを育てるのに肥料バランスなど土質が決め手になることに疑問の余地はないでしょう。それを基本として、温度や湿度、日照などの環境が整えば、植物はその遺伝子に許された範囲で能力を全開し、元気に育つことは誰もが認めることだと思います。人間も生物ですからまったく同じことがいえることは当然で、私の調査結果からもそれが分かります。問題は、このように常識的で基本的な見方が、歯科医学の世界ではあまり関心が持たれず、研究や治療に生かされていないという点です。

学校や歯科医院でも、児童や患者に対して食生活に重点を置いた健康づくり、歯科疾患予防の指導は行われていません。ブラッシングやフッ素塗布などという末節の予防活動に力点が置かれている傾向がみられるのです。

②忘れてはいけない全人医学観

　紀元前460年、ギリシャのコス島でヒポクラテスは既に全人医学観を説き、大学病院のように大きいアスコレピオンという施設をつくり、近代医学を体系づけて教育、診療活動を行っていたのです。ヒポクラテス全集には、食生活を基本とし、生活環境を重視した健康づくりや治療法がきちんとまとめられています。人間を環境との関係で全体としてとらえ、その中で歯や心臓、内科疾患、流行病などの部分を考えています。全体と細部を常に統合して考えているのです。現代人は細分化を進め、全体を統合する力を失ってきています。しかし、現実には、体は全体として生きています。全体を忘れないで考えれば、歯の健康を守ることは実に簡単なことなのです。

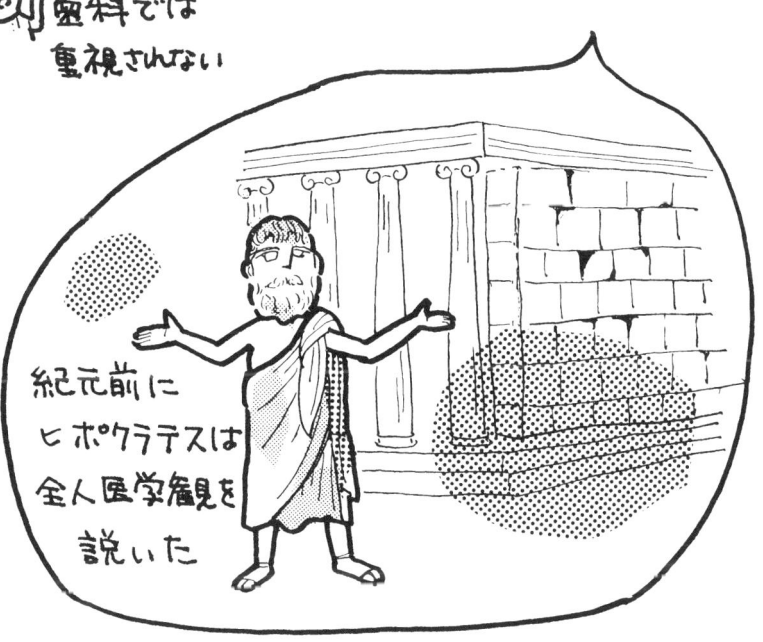

(2) 日本人の祖先の食と歯

　健全な食生活こそ健康づくりの基本というのが私の一貫した考え方です。臨床現場や調査で見ると、食生活が混乱した人の健康は明らかに多くの点で悪化しています。そのうえ困ったことに歯列や咬み合わせの異常、歯周病、顎(あご)の退化などの歯科的異常は、明らかに諸外国に比べ、日本人が突出して悪くなっているのです。

　皆さんも欧米人やほかのアジアの人々に比べ、日本人の歯並びは、ひどいと思うことがないでしょうか。日本人の体が悪くなっているとしたら、その背景にある日本人の食生活の悪化、混乱が進行していると疑うべきです。残念ながら、日本人の食生活が近年、急激に悪化しているのは事実だと私は考えています。日本人の健康状態の悪化が危惧されているというと、必ず日本は長寿国で健康王国ではないかと反論する人がいます。

　しかし、日本人が長寿なのは、過去の生活に良い点が多かったことと、現在の医療や衛生環境が極めて向上したことによるもので、決して日本人の生命力が強くなっているためではないという点を見誤るべきではないのです。

①イタリアで見た本物の食へのこだわり

　どんな点で日本の食が悪化しているのか、外国での体験から気づかされることがたくさんあります。知人の案内でフィレンツェ郊外の丘の中腹にある弁護士の自宅を訪問したことがあります。中世に建てられたという石とレンガでできた家は小さな砦(とりで)のような姿で、中は簡素ながら、家具、絵画、じゅうたんなどのすべてが長く大切に使い継がれてきた歴史をしのばせるものでした。地下の食料庫を案内してもらったとき、私は重く胸にこたえるものを覚えました。大きなびんがいくつも並んでいて、主婦が一つひとつ蓋(ふた)を取り静かだけれど誇らしげに説明してくれました。オリーブ油が年代順に並んでいて、これが10年、これが20年と説明してくれます。年代によって色や透明感、香りが違うことが分かりました。

日本人の歯科的異常は、世界的に突出している

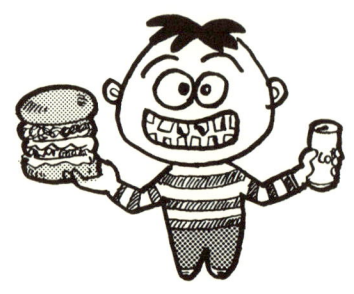
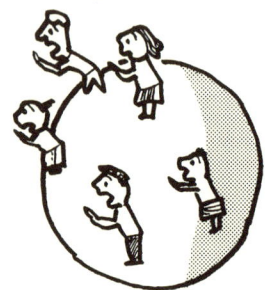

そして、一番古い100年前のびんを開けてくれました。澄みきった色や香りは10年前のものとはまったく違うことが、私にもよく分かりました。その貴重なオリーブ油をなめさせてくれて、このような良質なオリーブ油は良質なオリーブからしかできないと説明してくれました。オリーブは荒れた自然のままの土地に放置されたように栽培されています。もちろん、化学肥料など絶対に与えないということです。

　ワインも貯蔵されていたので、ワイン用のブドウに化学肥料を与えるか質問してみましたが、そんなことは絶対にしないそうです。肥料を与えればブドウはたくさんなり、ワインもたくさんできるけれど、それはワインではない、自然に栽培すると1本のブドウの樹からワイングラス1杯しかワインはできないけれど、それが本物のワインだと思っていると答えてくれました。質問した私は、なんだか恥ずかしい気持ちになりました。

　スイスやチェコで食べたリンゴなどの果物は小粒だけれど味も香りも濃く、とてもおいしく、感激しました。ヨーロッパではパンも肉もジャガイモもソーセージやハムも、ビールやワインも、どこで食べても素材の良さを感じさせる自然でしっかりした風味で、簡素な料理でもおいしく食べられます。

　街頭で売られているソーセージをはさんだパンやサンドイッチなどもとてもおいしく、まずいものはありません。

　タイやベトナム、カンボジアなど東南アジアでも食は日本に比べ、ずっと自然です。どこの屋台で安いものを食べても、自然な食材のみ用いているのでおいしくて驚きます。帰ってきて日本で食べると、あまりの差に残念な気持ちになります。高級なお店や、一部の本物志向の商品を除けば、広く売られているものはおいしいと感じられるものではありません。安い食材でコストを下げようとする方向にこだわっていて、ヨーロッパの本物へのこだわりとはまったく逆だと思われます。

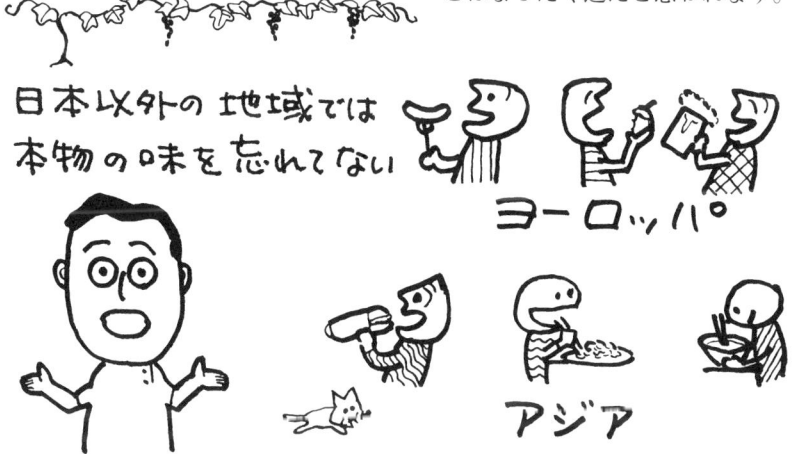

②もっと食を大切にしなければ

一見、豊かそうで実は素材から貧しいのが日本の食で、それが近年、日本人の体を駄目にしている、というのが私の感想です。食物の不足した戦後、私の母は「お前、買ったものは安心できないからね」と口癖のようにいい、手作りしてくれました。その母の言葉の真実が痛いように分かるこのごろです。

牛肉の偽装表示発覚に始まった一連の事件は、まさに「買ったものは安心できない」という母の言葉を証明しています。日本人は味噌やしょうゆなども安い脱脂大豆を原料にしてコストを下げ、利益を出そうとする方向で努力を重ねてきました。その方面での能力は世界一でしょう。

しかし、その結果、日本人は世界一、食を粗末にする民族になってしまったようです。長い目で見れば、それが日本人を弱体化させ、食品に対する信用も低下させるという最も大きな損失を招くと、私は考えています。

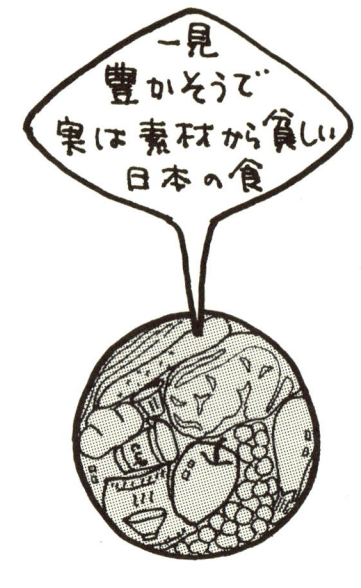

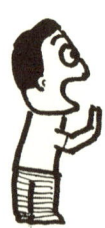
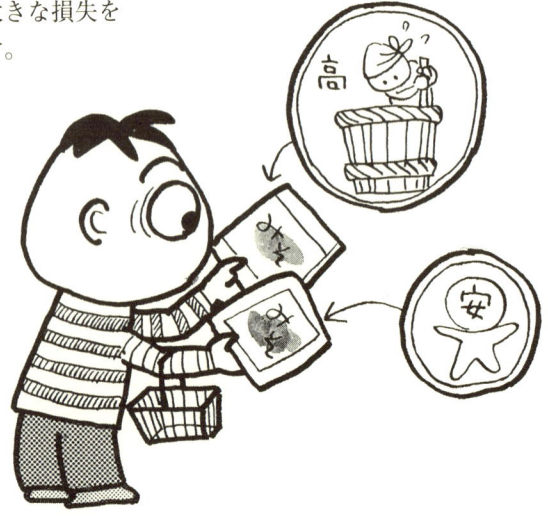

（3）軟らかい食べ物が、顎を退化させ咬み合わせを狂わす

　私は現代の日本人、特に若年層になるほど顔が曲がった人が多く、無気力で不快症状を訴える人が増加している事実にずっと関心を抱いてきました。日本人のこのような変化は短期間に進行したのです。祖父母の世代に比べ、父母の世代はかなり退化が進み、子の世代では著しく退化が進行していることは誰の目にも明らかです。

　この退化の進行状況とその原因を明らかにするために、私はいろいろな調査をしてきました。その中で、モンゴルの遊牧民の調査結果を紹介します。日本人はモンゴロイドに属しますから、今でも遊牧生活をしているモンゴル人と現代の日本人を比較してみるといろいろなことが見えてきます。

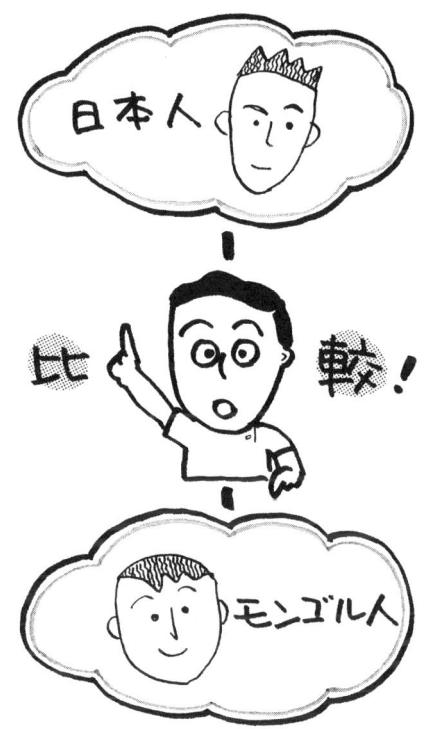

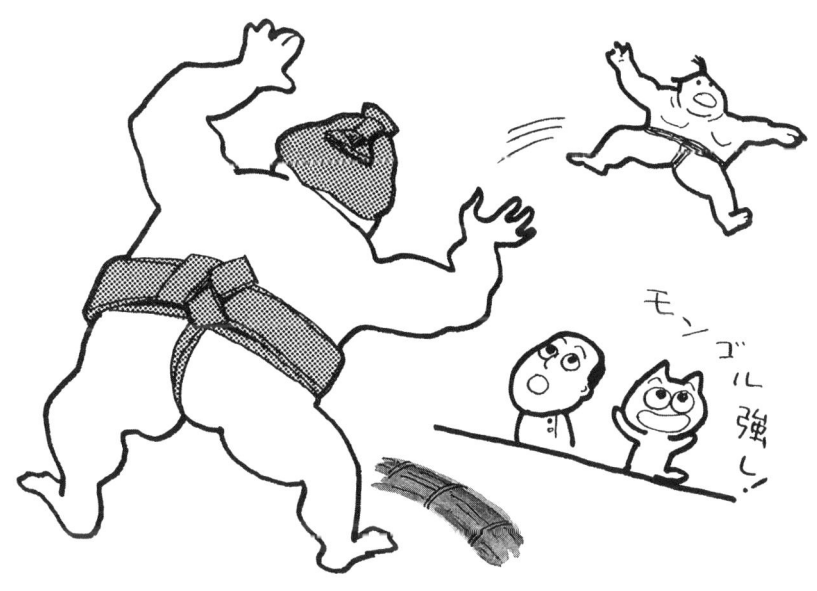

①モンゴル遊牧民と日本人の歯と体

【写真②】はモンゴル・南ゴビの遊牧民の16歳の少女です。姿勢は良く、首も真っすぐ立ち、両肩の位置も左右そろっています。【写真③】が、少女の下顎歯列です。美しく整ったU字型の歯列で第2大臼歯まで直立し、16歳にしては十分な萌出をしています。よく咬んでいる証拠に咬合面が摩耗していることに注目してください。

この少女と比較して現代日本人を見てください。【写真④】は、28歳の青年です。頭や首、胴体が曲がり、肩も片方が下がっているのが分かります。体調は非常に悪く、日常生活を送るのが精一杯です。【写真⑤】がこの青年の下顎歯列ですが、これを見ると日本人の体がどれだけ崩れているか分かるでしょう。歯列は、ねじれ、臼歯は舌側に倒れ、乱杭歯です。28歳なのに第二大臼歯の萌出は不足しており背丈が低く、硬いものを咬んでいない証拠に第1大臼歯に摩耗がなく、とがっていま

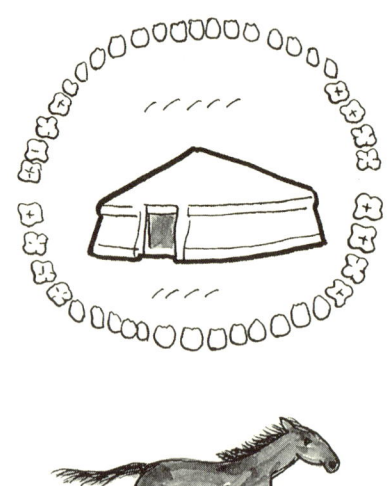

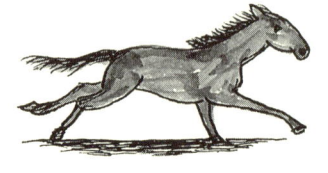

す。歯列が崩れると姿勢も崩れ、体調は不良となり肉体的、精神的機能も低下します。退化とはまさに全人的に進行し、決して歯列だけが退化するということではないことを理解していただきたいと思います。

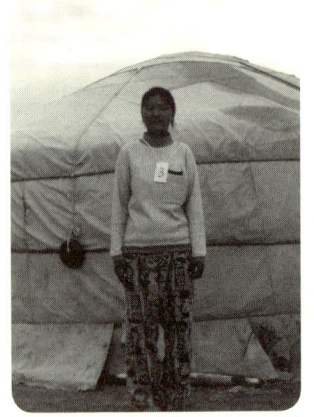

【写真②】モンゴル遊牧民の少女。姿勢が良い。昔の日本人もこの顔形だった。

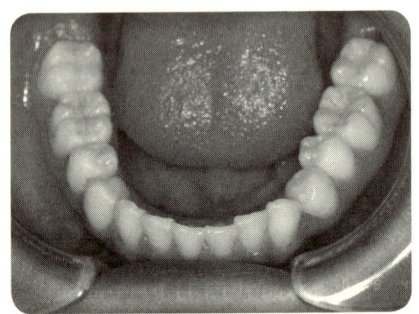

【写真③】こんなに美しく整った歯列をした日本人はほとんど見られない。

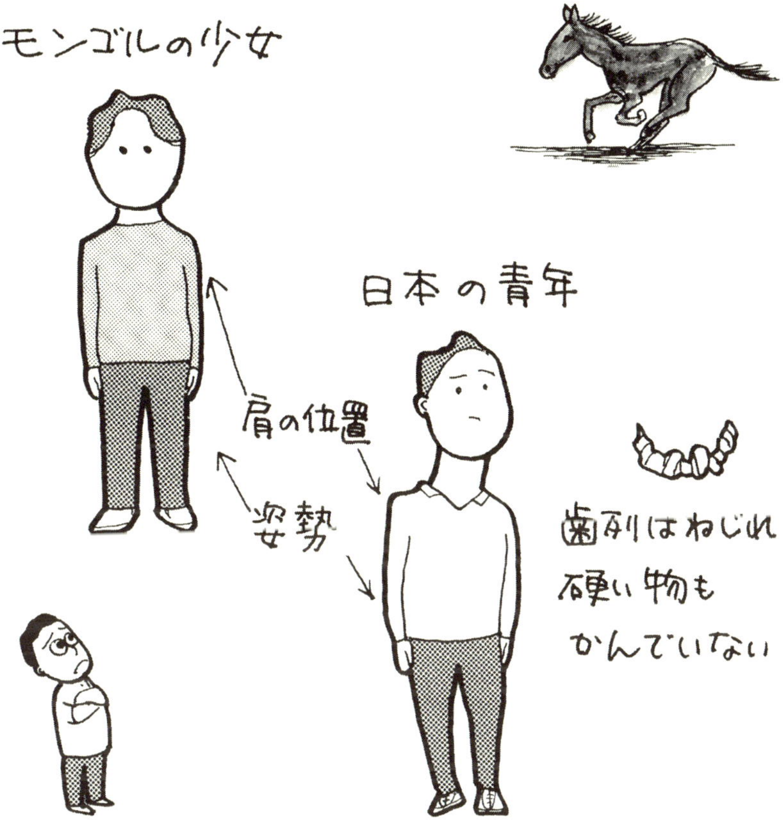

モンゴルの少女

日本の青年

肩の位置
姿勢

歯列はねじれ
硬い物も
かんでいない

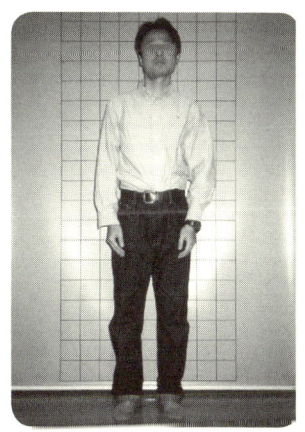

【写真④】日本人の青年。顔は曲がり、首は右に傾き、左の肩が落ちている。

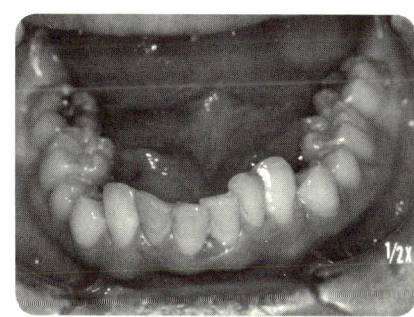

【写真⑤】歪んだ下顎歯列弓。歯列と姿勢と心身の機能は全体として同時に崩れる。

第1章　予防こそ大切　～歯科疾患の予防はとても簡単～

②モンゴル遊牧民の生活と食

　遊牧民は、ゲルと呼ばれる円形のテントに住み、2週間に一度、家畜を追って新しい草地を求め移動します。ゲルや生活に必要なものは馬に積んで運び、また設営します。最近はバイクを持っている家族もありますが、乗り物は基本的に馬で、乗馬の技術はさすがに見事です。男たちは長い木の枝を抱え、風のように草原を疾走して馬の群れを追います。

　子供たちも自分の体の一部のように馬を乗りこなします。家畜を追い、世話をし、乳を搾り、食事を作り、食べて休む、それが遊牧民の生活です。すべて自分の体を動かして生活するのですから運動量は十分です。

　食べ物は、ほぼすべて家畜の乳や肉、およびその加工品です。肉や内臓はもちろん、干し肉、チーズ、馬乳酒などの加工品も毎日食べます。お茶も馬乳に紅茶のようなものを入れたものです。野菜や果物はないので食べません。買った小麦粉を少々スープに入れて用いる程度で、要するに肉や乳が食品のほぼすべてなのです。

　肉はかなり硬く、一口70〜90回咬まないと食べられません。多くのチーズは通常の硬さですが、金づちで割って食べるほど硬い種類もあります。量的には十分食べているので栄養は満点です。よく体を動かし、自然の恵みのみをよく咬んで食べている、この特徴はまさに健康生活の条件に合致します。

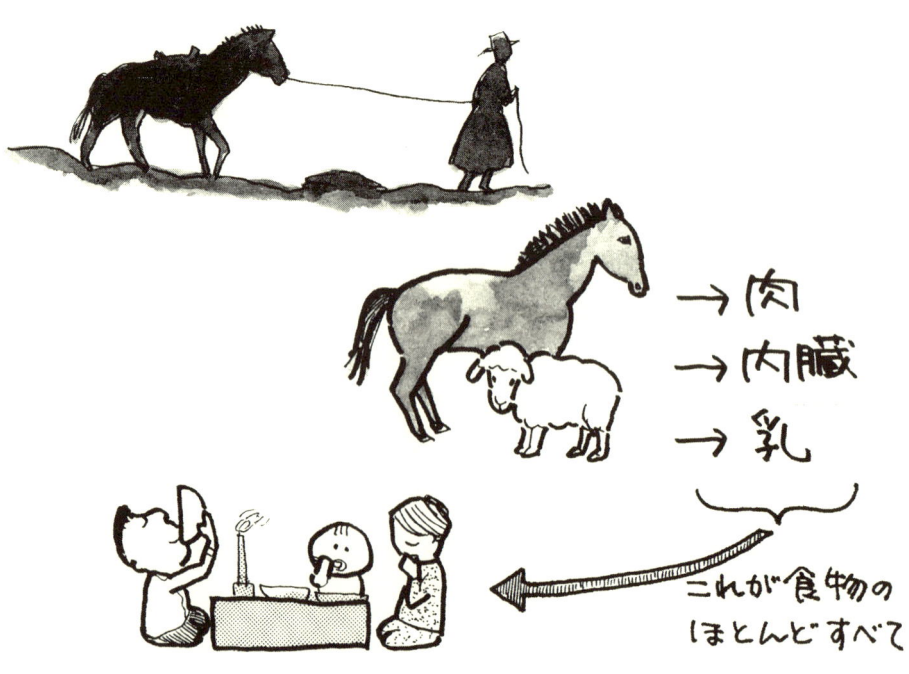

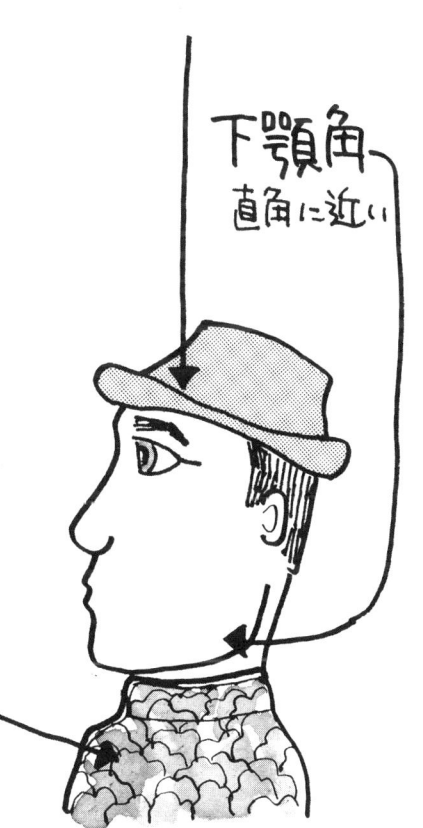

③優れた身体能力

　モンゴルでの調査研究の結果は学会で報告しましたが、肩凝り、頭痛、無気力などという症状に悩む人はいません。視力も2.0以上の人が多く、眼鏡をかけた人はいません。

　咬合力を測定すると、日本人よりずっと強力です。日本人成年男子で50kg程度に対し、モンゴル遊牧民は2倍もあるのです。下顎角という横から見た下顎のエラの部分の角度が直角に近いほど視力や咬合力なども優れているという相関も分かりました。

　最近の日本人の横顔を見ると下顎角が開き、三日月のように細長い形の人が多くなっています。視力や咬合力のみではなく、多くの点で人間的能力が劣化しているのではないかと私は感じています。

　モンゴルの調査で、もう一つ強く印象に残ったことがあります。大人もそうですが、少年少女たちの無垢な純真さです。私たちが忘れてしまった大切な人間性を見いだした思いがしました。

視力　2.0以上の人が多い

咬合力　日本人の2倍

下顎角　直角に近い

肩凝り　頭痛　無気力　に悩む人はいない

(4) ムシバ・歯列不正など歯科疾患を防ぐ食事

　正しい食生活の基本は次の三つを考える必要があります。①栄養のバランスが良いこと、②食物は自然からの恵みという原則で育てられたものであること、③化学物質ができるだけ混入していないこと、です。

　私の指導や治療の経験からいうと咬合バランスと栄養バランスが整うと、人はすぐに、しかも相当なレベルで健康になります。本当に見違えるほど元気になります。その意味で、咬合バランスと栄養バランスを整えることが健康づくりの最も重要なポイントとなるのです。そのうえでさらに強力で充実した心身を実現するために、適度な運動をすること、心のバランスを上手に整えることが重要なのです。

①どんな栄養バランスが必要か

　私が行った多くの調査研究から見るとビタミン、ミネラル類と食物繊維が十二分（十分ではなく文字どおり十二分）に摂取され、カロリー、砂糖、脂肪が控えめなグループの健康状態が明らかに良いといえます。【図①】が理想に近いバランスです。厚生労働省が定めた栄養所要量を円で表していますが、それよりビタミン、ミネラル類と食物繊維は、ずっと多めのほうが、良いのです。このパターンの食生活をしている人は、全身状態も元気で、肌や髪の色艶が良く、目も輝いています。歯周病もありません。

　これに反し、【図②】のパターンの食事をしている人は明らかに不健康で、肌、爪、髪の艶が悪く、全身状態も不良です。歯周病になりやすく、治療をしても治りません。

　困ったことに図②のパターンが現代食型と見られ、主流になっているのです。飽食の中の栄養失調といえます。しかし、食事をするのにいちいち栄養計算をして食べる必要などありません。加工食品をできる限り少なくし、自然の食物を、それが何であるか分かるような料理で、何でも食べるようにすれば、自然に図①のパターンになります。

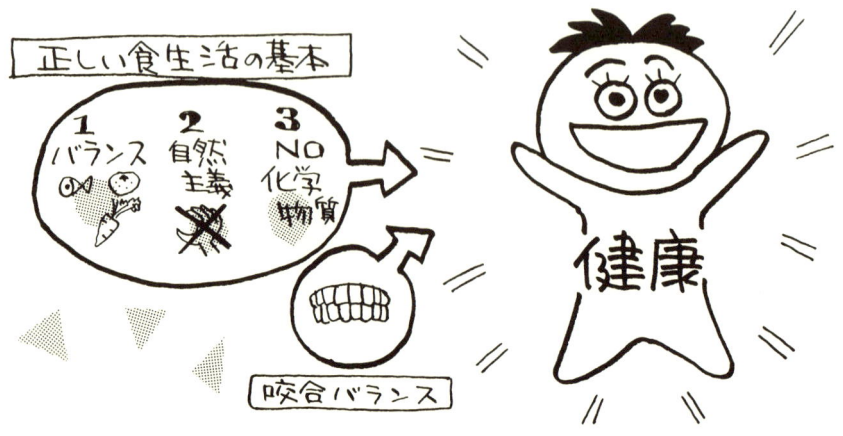

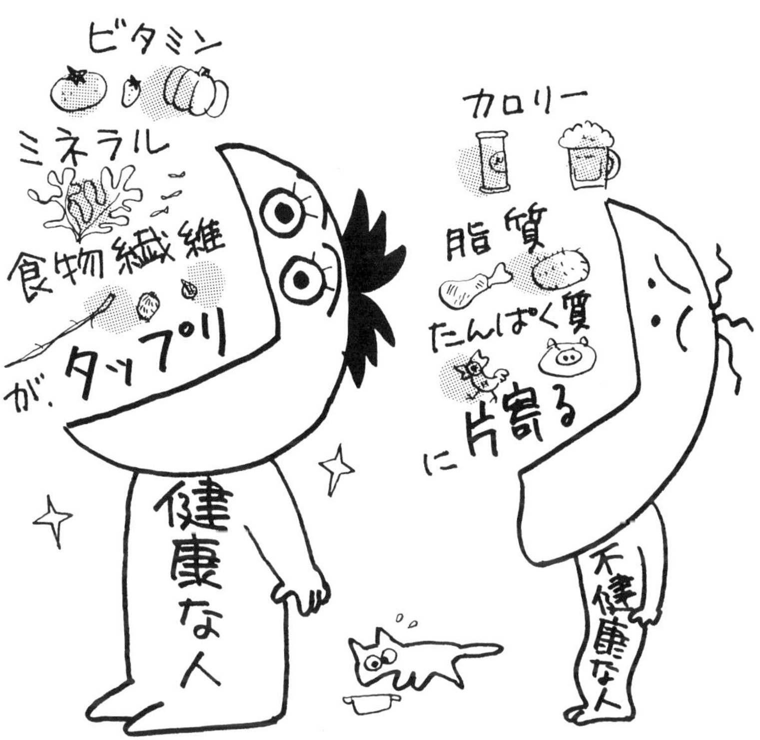

ビタミン
ミネラル
食物繊維
が、タップリ

健康な人

カロリー
脂質
たんぱく質
に片寄る

不健康な人

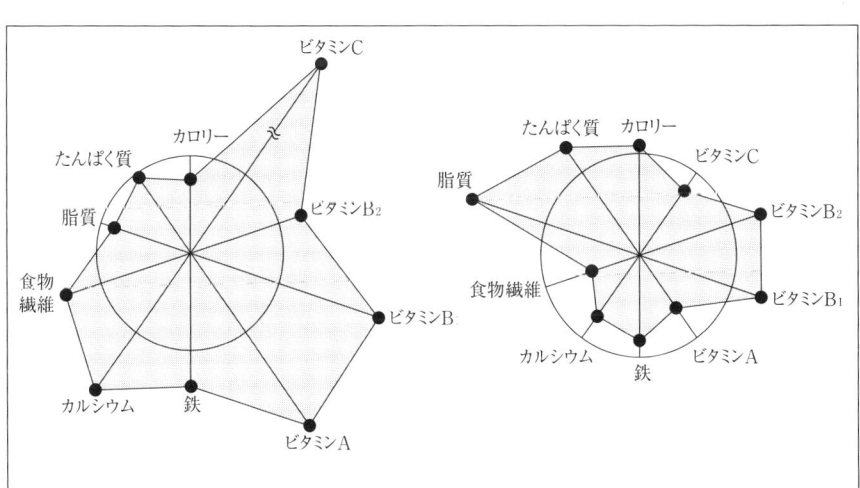

【図①】健康な人の栄養バランスのパターン
(厚生労働省が定める1日必要量を100とした過不足)
ビタミン、ミネラル類、食物繊維が栄養所要量より、ずっと多めに摂られている。

【図②】不健康な人の栄養バランスのパターン
ビタミン、ミネラル類、食物繊維が不足し、カロリー、脂肪が多い。現代人はこのパターンが多い。

②食物は自然の恵み

　生物は生物を食べてしか生きられないという大原則があります。食物は、工業によっては、決して生産できないのです。ところが現在は、加工、流通、保存や商品価値を上げる都合でやたらと不自然な手を加えるようになっています。

　加工の過程ではもちろん、農水産物生産時にも無理な薬物使用や不自然な飼料などが与えられています。その結果、食品は生鮮食品といえども品質が大きく変わってしまいました。例えば、化学農法の野菜を見てみると、すでに本来の内容を備えていないのです。シンプルでもよいから、本来の食物に戻ることが大切だと考えています。

③化学物質を極力避けよう

　現代の食生活で、特に注意しなければならない特殊な事情があります。それは食物や環境の中に、かつて人類が経験したことのない化学物質が大量に混入してしまっている点です。名古屋大学農学部の吉田昭教授や横浜国立大学の宮脇昭名誉教授が警告しているとおり、人類は歴史上経験のないこれらの化学物質を処理する能力を持っていないのです。したがって、がん、アトピー、膠原病などのほか、神経症、体力低下などの異常が増加しているのです。

　それに加え、最近問題になっている農薬、ビスフェノールAなど環境ホルモンと呼ばれる物質は、より深刻です。生殖能力低下や神経の破壊などが指摘されています。しかも、特に日本ではそれらを安全だという学者や医学者までいて危機意識なく使用されています。危険が証明されないものは使ってよいとするのが日本の考え方ですが、安全性の証明されない物は使わないという考え方に立つべきです。

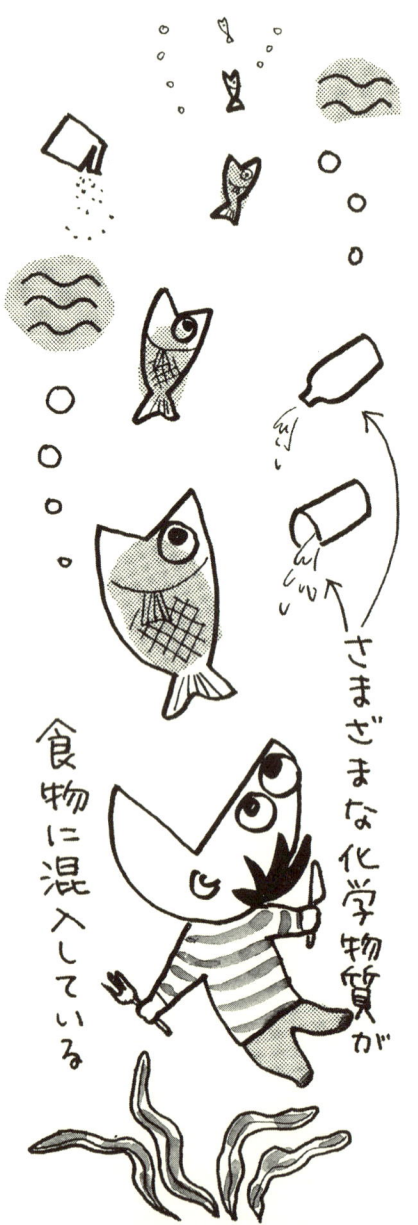

さまざまな化学物質が食物に混入している

(5) 歯周病は食生活の間違いが主因

①歯周病とは？

歯根は歯槽骨といわれる顎の骨にしっかりと根元まで埋まり支えられています。歯根の表面と歯槽骨は強い無数の繊維でつながれていて大臼歯などには1歯当たり最大50kgもの咬合力が加わります。この歯槽骨が溶けて次第に位置が低くなっていくのが歯周病です。

歯根を支える骨が少なくなると歯は揺れ動くようになり、ひどくなると抜けてしまうことになります。多くの歯で同時進行し、ほぼ同時期に多数、歯を失うことになるので、とても恐ろしい病気です。かなり多くの現代人が歯周病にかかっていること、一度かかると治りにくいことなどがよく知られていると思います。

しかし合理的に考えれば、治療をしても治らないというのは見当違いな方法で治療しているからだと判断するのが自然です。本当の原因を除去すれば、人間には自然治癒力があるので必ず治るはずだからです。

人類学的にも縄文時代人の顎骨を調べると、ほとんど歯周病はなかったことが明らかになっています。従来、食べかすが歯垢となり、歯垢の中の細菌が原因で歯周病になるというのが定説でしたが、私はその定説に従った治療法では治癒しないことに疑問を持ち、いろいろと研究してみました。すると興味深い事実が次々と判明したのです。

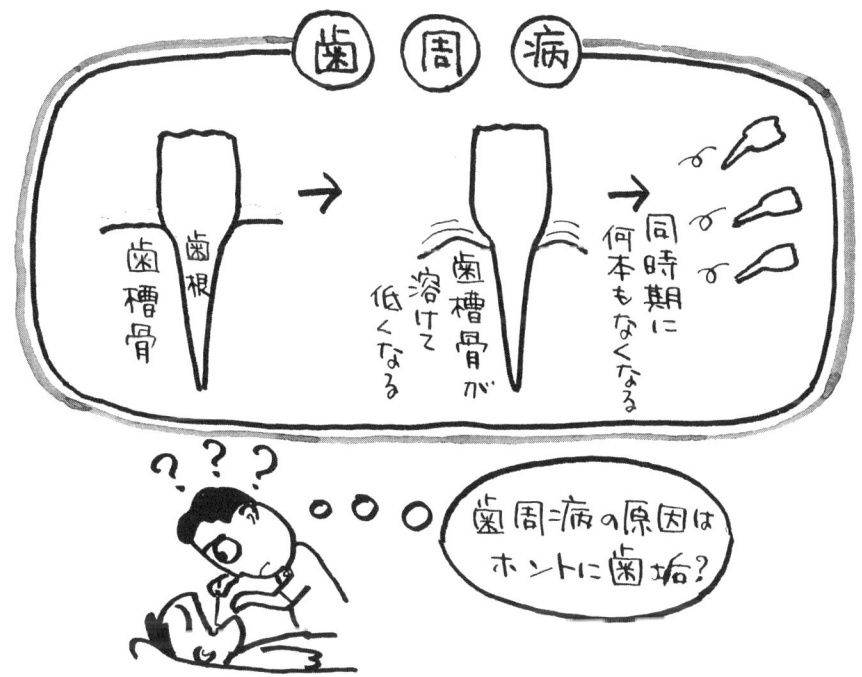

②サーニー族、マサイ族など自然なものだけを食べている民族は歯周病にならない

私たちの調査で、中国雲南省の石林周辺に住む少数民族・サーニー族には、ほとんど歯周病が見られないことが分かりました。ケニアのマサイ族にもほとんど歯周病がありません。そのほか、現地でとれる自然の恵みだけを食べている人々には、ブラッシングもほとんどしていないのに歯周病はないのです。肌や目の輝きが素晴らしいのも共通点でした。

③食事戒律のある宗教団体の人々にも歯周病がない

私たちは、MOA（世界救世教）やSDA（セブンスデー・アドベンチスト教団）の人々の調査もしたところ、彼らにはほとんど歯周病はありませんでした。それらの教団では食事についての教えがあり、自然なものだけを食べ、化学物質もできるだけ排除し、自然農法で無添加の食べ物を食べていました。

育った自然の恵みをあまり加工せず、元の形が分かるような料理で食べますから、よく咬んで食べるようになります。これは、サーニー族やマサイ族とも共通しています。

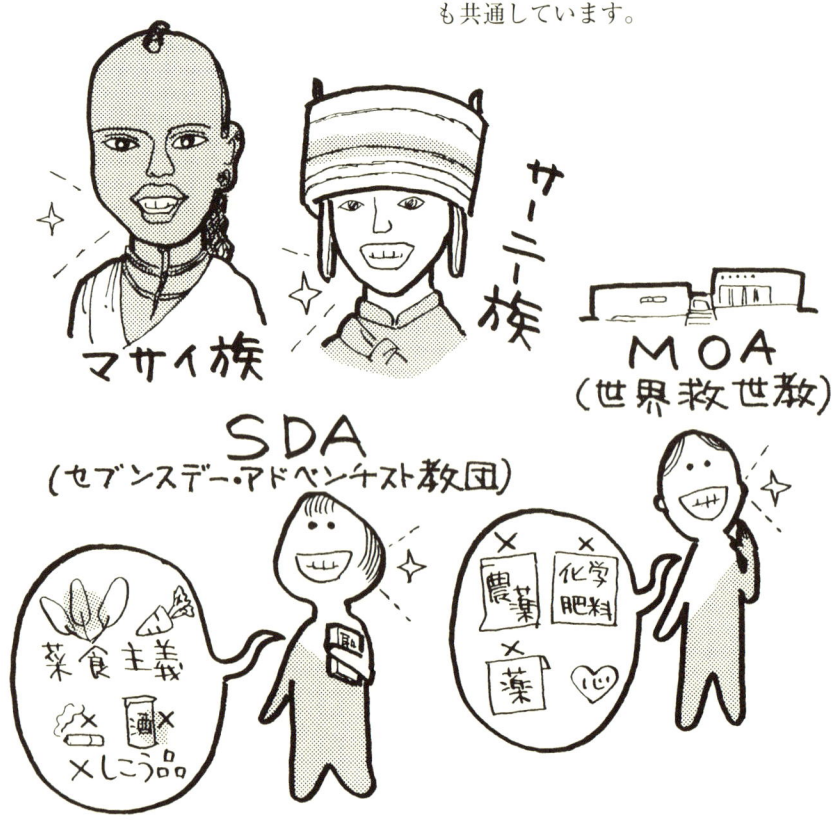

④歯周病にならない食事

　来院する患者さんで、歯周病が進行している人と、歯周病になっていない人の食生活を調べ、分析してみました。すると、両者には明らかな違いが認められました。歯周病にまったくならない人々の食事を分析して、厚生労働省が定めた栄養所要量と比較すると、カロリー、脂肪、たんぱく質が控えめで、ビタミン、ミネラル、食物繊維が十二分に摂られていたのです。

　歯周病にならない人の食生活には、次のような共通点があります。

[歯周病にならない人の食事の特徴]
- 主食を精白しない。玄米、3分づき米などの未精白米、未精白パンなどを食べている。
- 野菜、特に緑黄色野菜を毎食のように食べている。
- 小魚、海藻をよく食べている。
- 大豆、ゴマなどの種実豆類が多い。
- 肉や油の多いものは控えめ。
- 甘いもの（砂糖）をあまり食べない。

　未精白穀物、野菜、海藻、小魚などにはミネラル、ビタミン、食物繊維が豊富に含まれています。半面、脂肪やたんぱく質の量は適度で、カロリーオーバーにもなりません。また、このようなメニューにはよく咬まないといけない適度な硬さがあるので、骨は丈夫になり、顎骨も発達して歯列も美しく整います。この特徴の食生活をしている人には、本当に歯周病はありません。

　このメニューを栄養分析し、厚生労働省が示す栄養所要量と比べると【図①】（P.23）のような理想的な栄養バランスになります。カロリー、脂肪、たんぱく質が適正量以内に収まり、ビタミン、ミネラル、食物繊維は突出しています。ビタミン、ミネラルなどは厚生労働省の目標より多めのほうが、歯や歯周組織は明らかに健康的です。そしてこのような食生活をしている人は、全身にも健康的な特徴があります。肌の色艶が良く、目や髪が輝き、元気で疲れにくく、風邪を引きにくく、気力も充実しています。快眠、快便の傾向も共通しています。

　植物を見ても、花が元気なものは、枝も葉も根も元気です。人間もまた例外ではありません。歯周組織が元気な人は、全身も元気で抵抗力が強いのです。そのような健康を支える基本は、何といっても食事のバランスなのです。

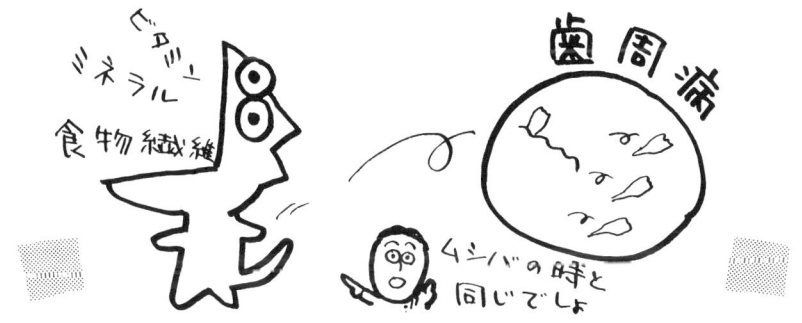

(6) 歯周病になりやすい食事

　歯周病が進行している人は、すべて全身的に大きな問題を抱えています。貧血・低血圧、糖尿病、高血圧、高脂血症、慢性下痢、腎臓病などです。ヘビースモーカーもこの中に含まれます。倦怠感が強く、土気色の艶のない肌をしているのも共通しています。

　このような体調不良の背景には、食生活のアンバランスがあります。例えば、貧血型と糖尿病や高血圧型とでは食事の特徴は異なりますが、良好な栄養バランスから脱線している点は同じです。

①貧血・低血圧型歯周病の人の食事パターン

　このタイプの人は、やせて青白く冷え性で、一目で元気がなさそうに見えます。肌に艶がなく、体調には、疲れやすい、めまい、立ちくらみ、寝起きが悪い、風邪を引きやすく治りにくい、肩凝り、便秘、不眠などの症状が多く見られます。重症の歯周病で来院したAさん（当時42歳、主婦、血圧101／58mmHg）の食事分析をしてみました。その内容は【表①】のとおりです。歯周病が進行している人の食生活の特徴がそのまま当てはまります。

　これを栄養分析し、厚生労働省が示す栄養所要量を円とし、グラフ上に記入すると【図③】のようになります。少食で全体的に不足が目立ちますが、それでも脂質はオーバーです。もっとビタミン、ミネラル、食物繊維を摂る必要があります。貧血・低血圧の人の歯周病は極めて悪質です。歯肉の外見は、発赤や腫れがないので、一見きれいに見えますが、レントゲンを撮ってみると驚くほど歯槽骨が溶け、消失しています。口臭が強いのも特徴です。

　貧血・低血圧の人の歯周病は、食事改善をしないまま従来の方法でブラッシング、手術などをしても治りません。食事改善をしたうえで、従来の治療を行うとよく治り、しかも体調もとてもよくなります。病みたい体のまま薬を使っていては、手術をしても治らないのは当然なのです。枯れたがっている植物に栄養剤を使っても効果はないのです。土から改善し、環境を整えてやれば元気になります。植物も人間もまったく同じなのです。

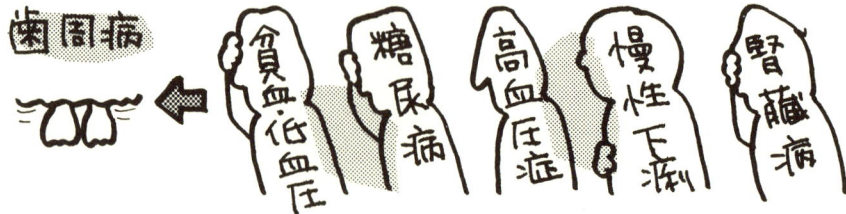

【表①】Aさん(42歳・主婦)の初診時食事内容 全体的に少食で、砂糖、脂肪が過多	【図③】Aさんの主要成分分析結果 (円が厚生労働省の栄養所要量)
・主食……白米、精白パン、麺類 ・小魚……週に2回少量 ・海藻……週に5〜6回少量 ・野菜……淡色、緑黄色野菜とも毎日だが少量 ・肉………週に4〜5回、1回100g 　　　　　ハム、ベーコン等を週に2〜3回 ・魚………週に2〜3回 ・大豆製品‥週に2回位 ・果物……毎日 ・菓子……ケーキを1カ月前まで週に2〜3回 ・嗜好品……コーヒーを毎日2杯(砂糖入り) 　　　　　抹茶を毎日	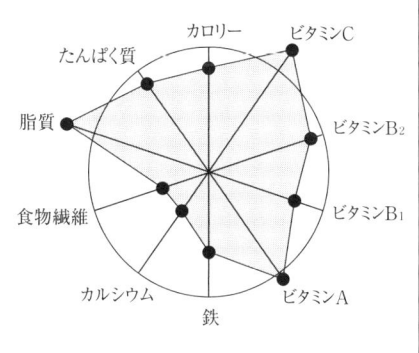

第1章　予防こそ大切　〜歯科疾患の予防はとても簡単〜

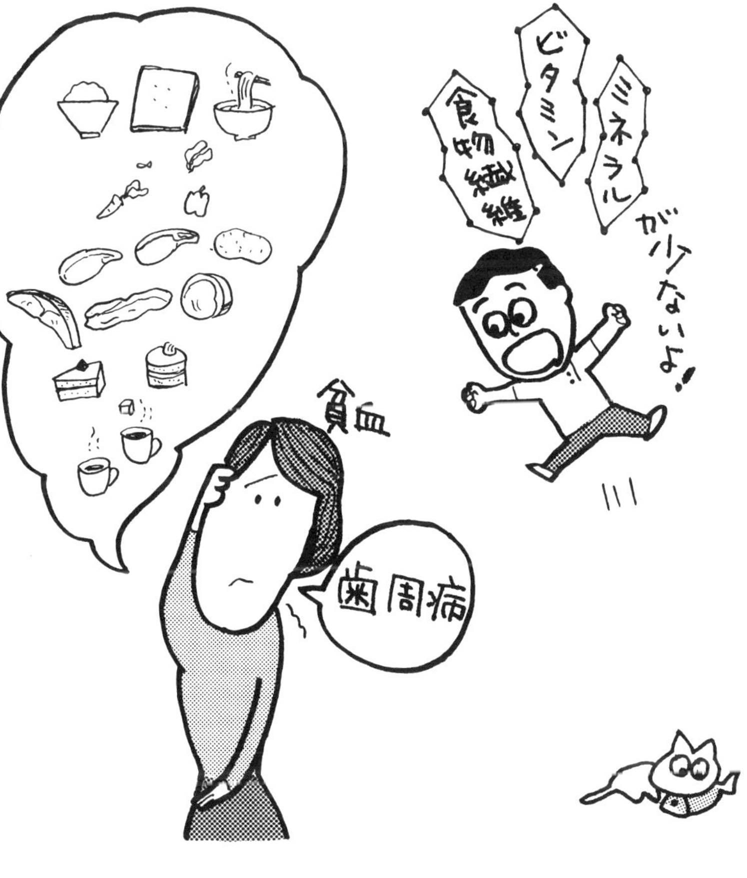

②食べ過ぎや現代食型でも歯周病が進む

　現代は飽食、美食、外食傾向の人が多く見られますが、これも全身が病み、歯周病が進行しやすい体質となります。外食の多い都市生活のビジネスマンに、この体質の人がかなり見られます。野菜、海藻、小魚、豆類が不足し、肉や油ものが多いため、カロリー、脂肪、たんぱく質の摂取が過剰になりやすく、ビタミン、ミネラル、食物繊維が不足するパターンとなります。

　36歳男性のBさんは、東京で忙しく働く優秀なビジネスマンです。すべての歯がグラグラ動揺し、他院で総義歯を宣言され、困り果てて私のところに来院しました。顔を見ると肌の張り、艶がなく、ダークな色調をしていました。歯肉は暗赤色に腫れ、口臭が強く、排膿と出血が見られます。最近、視力が落ち、いつも肩こりがあり、倦怠感、疲労感、ストレスを強く感じるといいます。Bさんの初診時の食事内容と、その栄養分析結果を【表②】に示しました。また、円グラフに示したものが【図④】です。

　厚生労働省の36歳男性の摂取目標は、脂肪1日60グラムですが、Bさんは128グラムも摂っています。砂糖は1日10グラム以内ですが、62グラムも摂っています。また、円グラフを見ると、脂質、たんぱく質、エネルギーなど左部分が突出し、ビタミン、ミネラル、食物繊維などの右部分が不足していることがよくわかります。この男性のように外食が多いと、どうしても野菜、海藻、小魚や大豆製品などが不足しやすくなります。

　また、納豆、おひたし、めざしなどのメニューがあまり見られません。反対に肉や揚げ物などボリューム感のあるメニューが多くなっていますから、どうしてもこの円グラフのようなパターンになる傾向が強いのです。そのうえ、砂糖入りのコーヒー、炭酸飲料を毎日飲んだらたまりません。化学肥料を与え過ぎの大根のように、太ってはいても中身の薄い体になってしまい、骨も溶けやすくなってしまうのです。

　人間も生物の一員ですから、バランスの良い栄養によって、強い体が維持されることを忘れないようにしましょう。

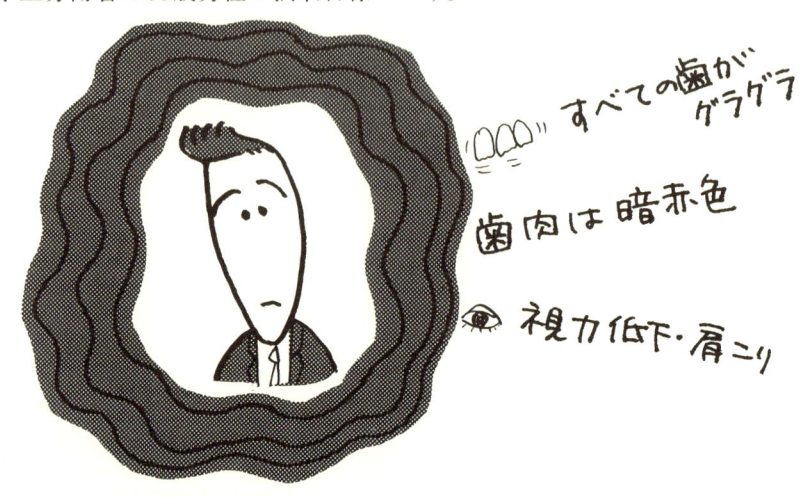

【表②】歯周病が進行したBさん （36歳・男性・ビジネスマン）の食生活	【図④】Bさんの主要成分分析結果 （円が厚生労働省の栄養所要量）
外食が多いので、野菜不足が著しい。結果、脂質や砂糖が多くなる。 ・主食……白米、サンドイッチ、カレーパン ・小魚……食べない ・海藻……食べない ・野菜……ほとんど食べない ・肉………週に3〜4回（外食の揚げ物で100〜150ｇ） ・魚………週に1回くらい ・大豆製品……あまり食べない ・牛乳……飲まない ・その他……マヨネーズが好きでよく食べる ・嗜好品……コーヒーを毎日3〜4杯（砂糖入り）、炭酸飲料、カルピスを毎日1缶．タバコ毎日20本 3食のパターン： 　朝食……食べない、もしくはサンドイッチとコーヒー 　昼食……外食 　夕食……外食	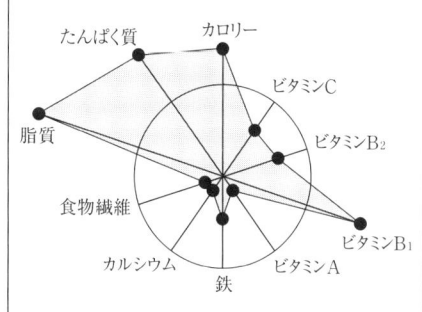

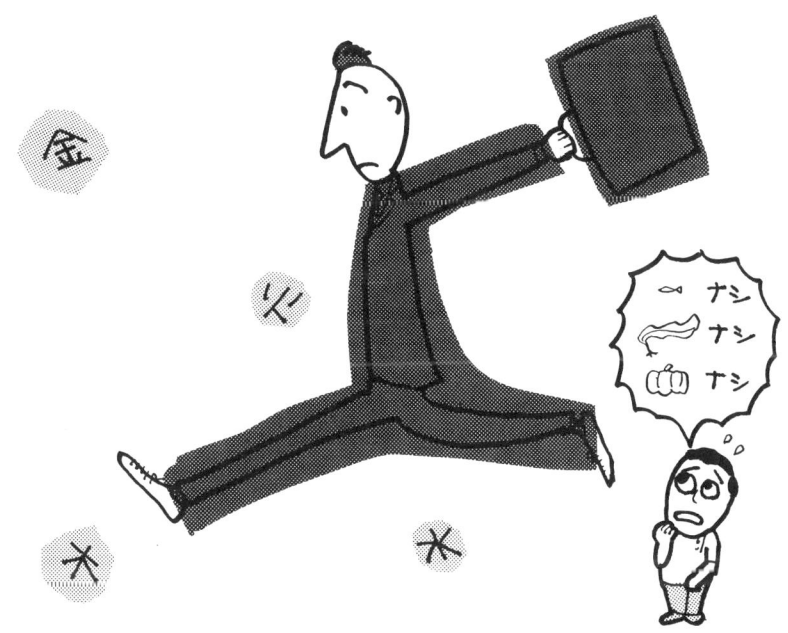

ブラッシング編

（1）これが正しいブラッシング

　自然の食物を簡単な調理でそのまま食べている民族にムシバはほとんどないのですから、ムシバ予防の最も大切な基本は食生活にあります。しかし、文明の進歩とともに火を用いた料理が主流となり、精製・加工した食べ物、砂糖などを多く用いた食品が多くなってきていますから、食後きれいにブラッシングし、口腔内を清潔にしておかないとムシバになりやすくなってしまいます。

　日本の食べ物は、ご飯に代表されるように粘りけがある軟らかいものが多いので、特にブラッシングを丁寧にして完全にきれいにする必要があります。日本人の歯を削ってみると欧米人の歯に比べてかなり軟らかです。人種や食生活の差によるものと考えられますが、軟らかい歯はムシバになりやすく、日本人にとってはブラッシングが特に大切です。

① 1本のブラシを3通りに動かす

　ブラッシングが大切といっても、あまり難しいことは続けにくくなります。そこで簡単にきれいになる次の方法を私は教えています。まず、使いやすいブラシを選びます。大き過ぎるのも小さ過ぎるのも使いにくいので、自分の口の大きさに合わせ、自由に動かせ、能率の良い大きさのものを選びます。中ぐらいの大きさのものが一般的には良いようです。

　硬さはH（ハード）、M（ミディアム）、S（ソフト）に分類されていますが、Mで良いでしょう。毛先が丸めてあるものが歯肉を傷つけず、痛くなくてよいでしょうが、現在の歯ブラシは相当良くなっているので、あまり考えなくても大丈夫です。この1本のブラシを次の順で3通りに動かします。

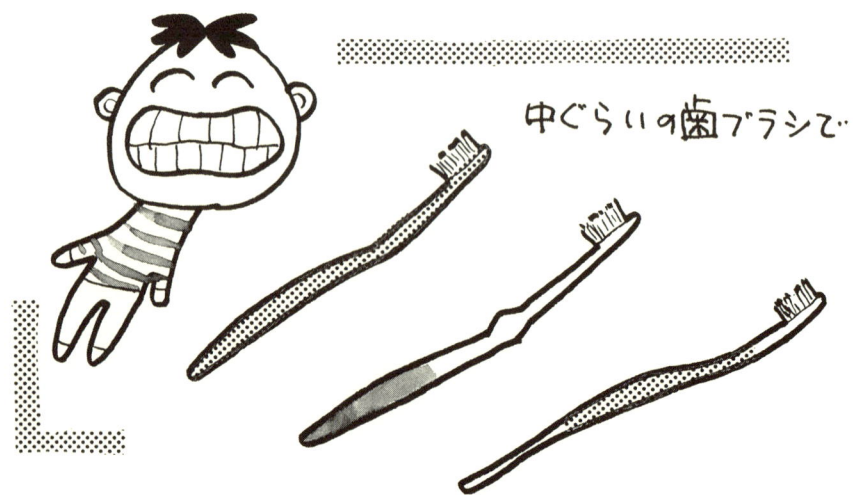

中ぐらいの歯ブラシで

1）ローリング法

　まず、【図⑤a】のようにブラシの毛先を歯根の先端方向に向け、歯面と平行に歯肉に押しつけます。それから【図⑤b】のように歯の切端、咬み合わせ面方向に回転させます。同一部位で20回程度回転させれば、きれいになります。この方法の長所は、歯と歯の間に畳の目を掃くように毛先が入るので歯間部を清掃しやすい点です。

　また、横磨きのように歯を摩耗させたり、歯肉を傷つけたりしません。このローリング法で頬側と舌側から磨くとほぼきれいになります。しかし、ローリング法にも少々、欠点があります。【図⑤c】のように歯頸部にプラーク（歯垢）が残りやすいのです。そこで同じブラシを次のようにバス法で動かし、ここをきれいにします。

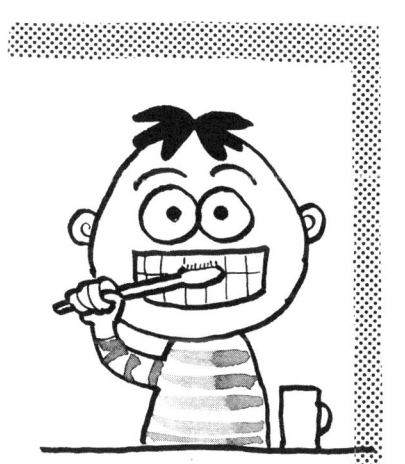

図⑤　ローリング法

a 歯肉に歯ブラシの脇腹を押しつける

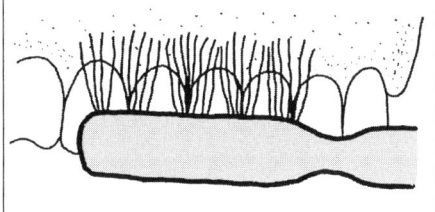

b 歯冠に向かって回転する

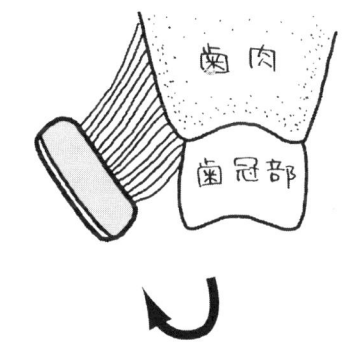

c ローリング法では歯頸部にプラークが残る

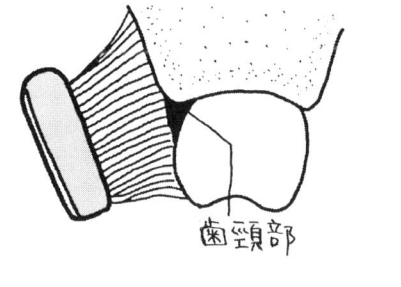

2) バス法

この方法では歯頸部付近、つまり歯肉に近い歯面や歯根部をきれいにできます。【図⑥a】のように、歯と歯肉の境界をめがけて45°にブラシの毛先を押し付けます。そのまま【図⑥b】のように弱めの力で細かく振動させると、この部位のプラークをきれいに除去できます。毛先がポケットの中まで押し込まれるので、ポケットの中もある程度、きれいになります。

バス法は無造作に行うと横磨きになってしまい、歯頸部をくさび状に摩耗させたり、歯肉を傷つけたりしやすいので、繊細に振動させるコツを覚えてください。そして最後に仕上げとして、私はもう一つの方法を指導し、効果を上げています。私が考案したので丸橋式、あるいは櫛で髪をくしけずるようにブラシを動かすので、コーム法とも呼んでいる方法です。

従来、歯と歯が接触する接触点付近の歯間部や、露出した歯根部の清掃のために、フロスシルクという糸や、歯間ブラシ（インターデンタルブラシ）などを用いていました。しかし、道具を多く取り替えて用いるのは大変です。そこで、バス法で用いた同じブラシを次のように動かしてきれいにします。

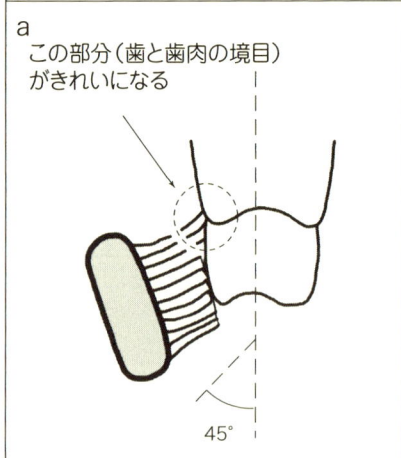

【図⑥】バス法

a この部分（歯と歯肉の境目）がきれいになる

45°

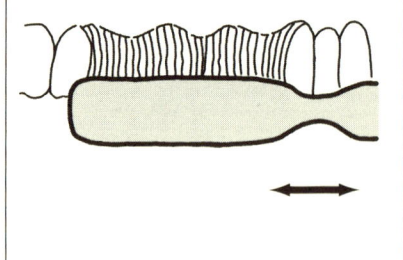

b 歯と歯肉の境目に歯ブラシの毛先を45°にあて、細かく振動させる

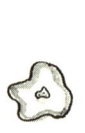
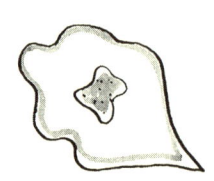
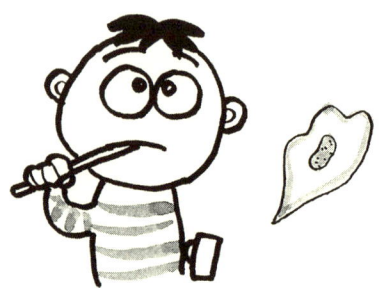

3）コーム法（丸橋式）

　【図⑦a】のように歯の軸に対して直角にブラシを当て、毛先を歯間部に差し込みます。歯間に空隙があれば毛先は反対方向に抜けますが、痛くない程度に押し込めば必要なところまで入ります。このままブラシを小さく【図⑦b】のように円を描くように動かし、かき回すように清掃します。そして最後に差し込んだまま、ローリング法と同じように歯の歯冠方向に回転させます。これを数回、繰り返します。ローリング法できれいになったと思っていても、この方法を行うとさらに汚れがたくさん取れてきて驚かされます。

　ローリング法、バス法、コーム法とを併せてブラッシングをします。慣れれば3〜5分で終わります。歯ブラシは毛先が開いたら取り替えましょう。ペースト（歯磨き粉）はつけなくてもきれいになりますので、不要です。食後すぐに、間食も食べたらすぐにブラッシングすることが大切です。ムシバも予防できるし、さわやかな気分で過ごすことができます。

【図⑦】コーム法

a 歯軸に直角にブラシの毛を歯間部に差し込み、かき回すように動かす。
　最後にローリング法のように歯冠方向に回してはねる。

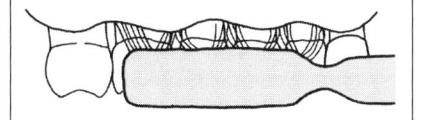

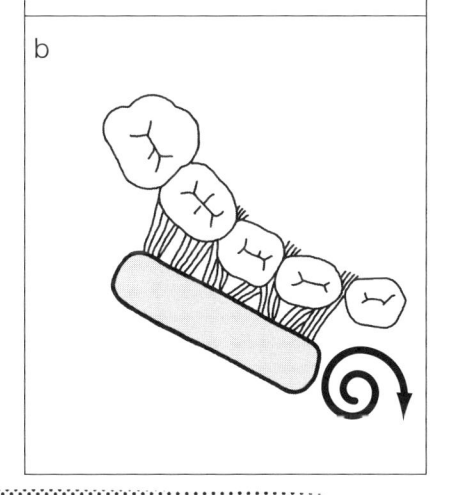

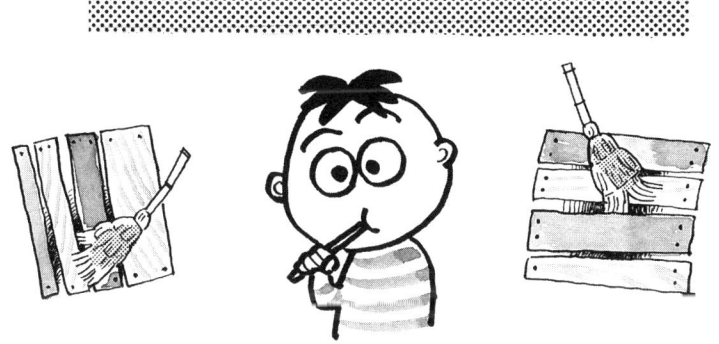

b

第1章　予防こそ大切　〜歯科疾患の予防はとても簡単〜

（2）子供にブラッシングを教えよう

①ブラッシングは1本目が生えたら始める

　子供のブラッシングは、いつから始めたらいいのですか、という質問をよく受けます。乳歯が1本顔を出した時からブラッシングを始めましょう。天から与えられた玉のように美しい乳歯をムシバだらけにするなどということは天の意思、人の道に反したことなのです。それに乳歯は、成長期における子供の咀嚼の主役であり、正しい栄養摂取を助け、咬むことによって顎骨も成長します。また、永久歯が正しく萌出するためのパイロット役も果たします。

　乳歯は大切であり、軽視してはいけないのです。また、ブラッシングの習慣をインプリントするためにも、最初から習慣づけることが大切です。大きくなって、ブラッシングの大切さを理屈で分かる前に、食べたら磨くものという習慣を体にしみ込ませてしまうことが大切です。トイレに行った後に手を洗う、などと同じです。では、子供の歯はいつごろ萌出するのでしょうか。

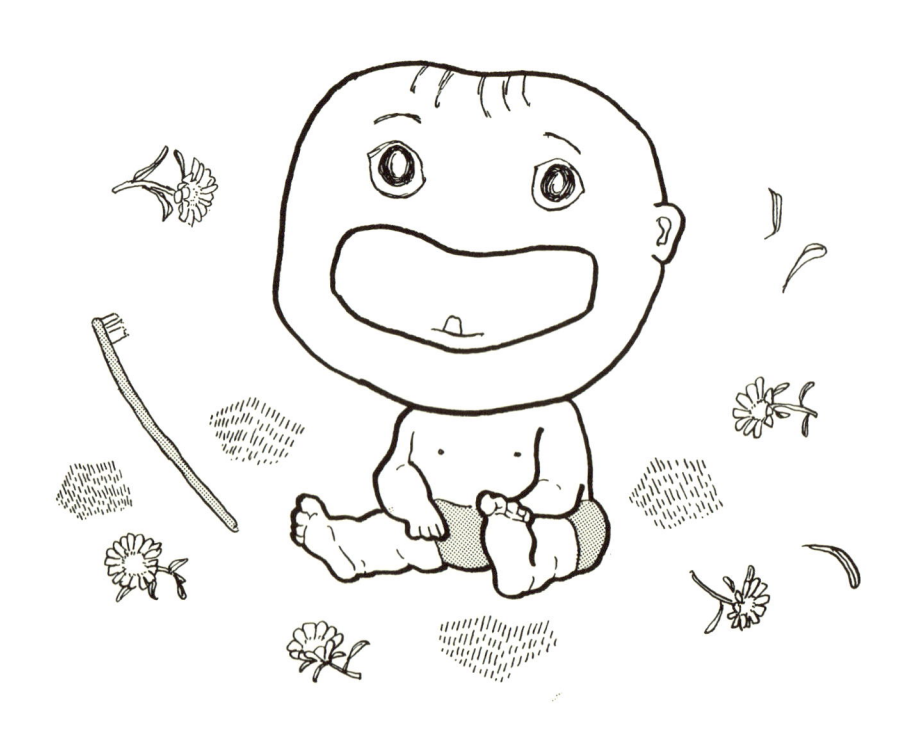

②乳歯の萌出

標準的な乳歯の萌出時期を示しますが、3～4カ月程度の差はあるので、少し遅れたからといって心配はいりません。6カ月、10カ月も遅れる例もありますが、歯胚があればいつか萌出してきます。特に悪い影響もなく、心配はいりません。

③乳歯萌出の時期と順序（【図⑧】参照）

1. 最初に萌出するのは下顎乳中切歯（生後6カ月前後）
2. 次に下顎乳側切歯と上顎乳中切歯（生後7カ月前後）
3. 上顎乳側切歯（生後9カ月前後）
4. あとは1年以上たってから下顎第1乳臼歯、上顎第1乳臼歯、下顎乳犬歯、上顎乳犬歯、下顎第2乳臼歯、上顎第2乳臼歯の順で萌出します。乳歯列完成は生後約2年です。

この時期のブラッシングの習慣づけは、美しい乳歯列を守ること、インプリントすることの両面でとても大切です。このころ、子供は自分からすすんでブラッシングするはずはなく、上手にも磨けません。お母さんを中心に家族が一緒に楽しく付き合い、面倒をみてあげることが大切です。

【図⑧】乳歯の歯列図

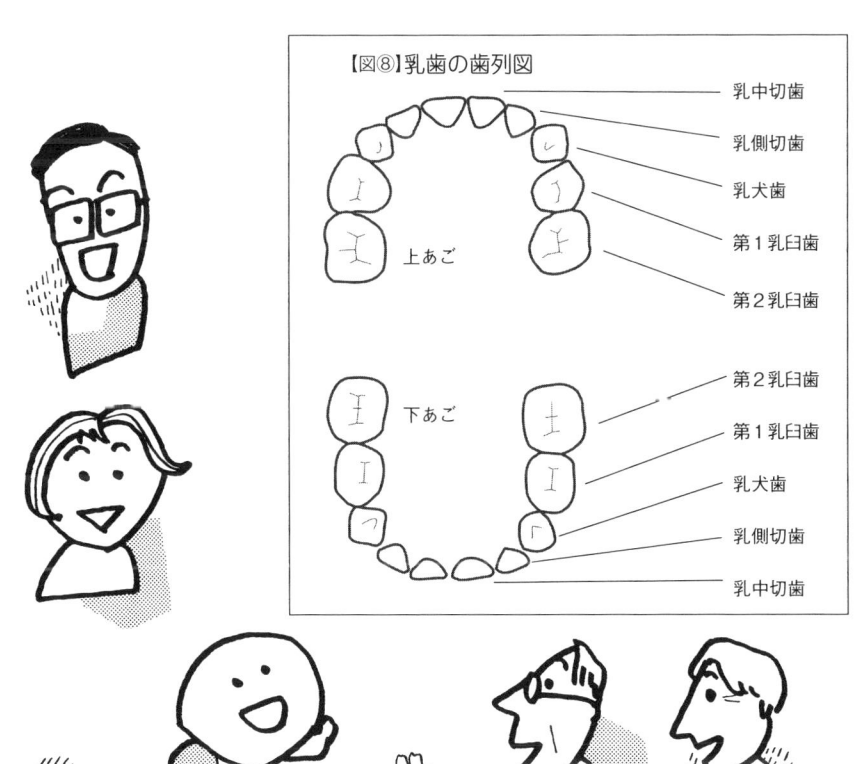

では次に、この時期の成長に伴ったブラッシングの習慣づけの手順をまとめます。
1. 1本生えたらブラッシングを始める。最初、粘膜が弱く痛がれば、水で濡らした綿棒などで清掃してもよい。
2. 何本か萌出したら小さな乳児用ブラシで磨く。なじませるため、ブラシをおもちゃ代わりに与える。子供は何でも母親のまねをしたがるので、お母さんが率先して楽しそうにブラッシングしてみせる。
3. 1歳半くらいから不完全ながら自分でブラシを使うようになる。子供が自分でブラシを使った後、親がひざの上に子供の頭をのせ、口を上からのぞき仕上げ磨きをする。
4. 2歳くらいからかなり上手に磨けるようになる。しかし、小学校中ごろまでは、親の仕上げチェックが必要。
5. それ以後は原則として自分で磨かせ、時々チェックし、アドバイスする。

大事なことは焦らず、時間をかけて付き合いながら身につけさせることです。小児科医の中には、小さい時からブラッシングを行うと、精神的に悪影響があるという人がいます。私はその意見は間違いだと思います。幼いときに放置し、後になって無理に習慣づけようとすると嫌がるようになるのです。最初から時間をかけ、ゆっくりと身につけさせましょう。

それに1歳半くらいから、ムシバは急速に増えてしまうのです。後になってからでは間に合いません。

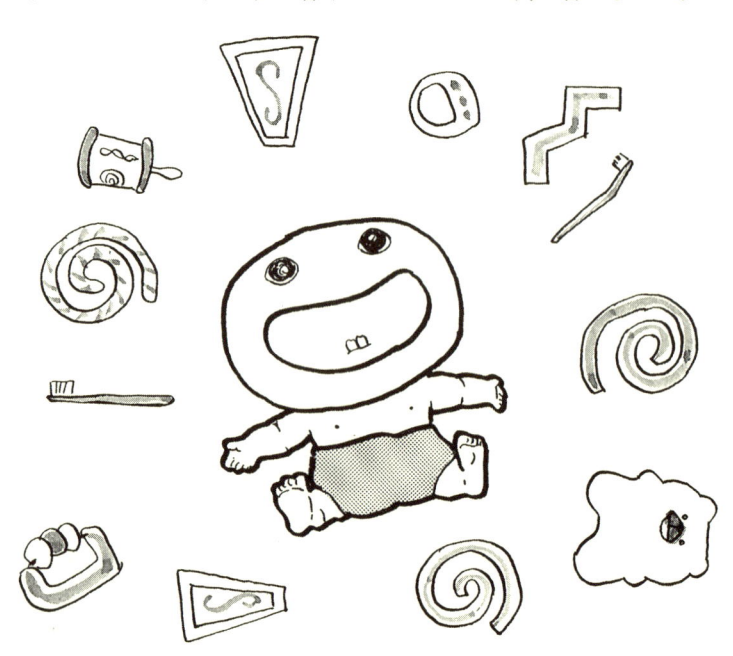

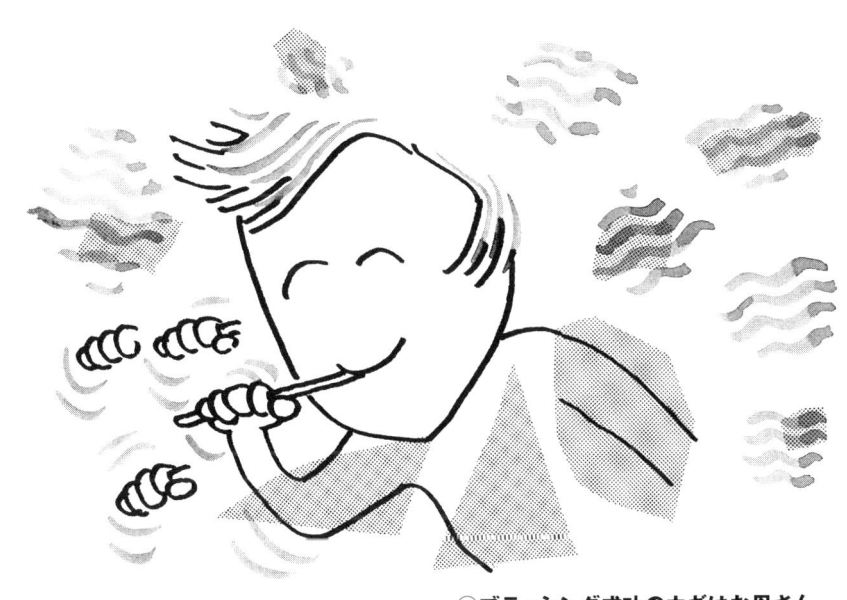

④**ブラッシング成功のカギはお母さん**

　乳幼児はバカではなく、とても鋭敏な感受性を持っています。特に母親の心を感知し、母親が許す範囲でわがままをいったり泣いたりしているのです。もちろん、父親やほかの家族の存在も重要ですが、乳幼児はお母さんが大好きで、その分、母親の影響力が大きいのです。したがって、母親の本音がどこにあるかが一番大切なのです。

　母親が心の底から本音で、子供のためにブラッシングが大切だと考えていれば、子供は素直に受け入れるようになります。子供は大好きなお母さんの願いを踏みにじるようなことはしないのです。

　口腔衛生意識や健康観を養う基礎となる大切な時期ですから、ぜひ楽しく、一生懸命やってみて下さい。お母さんの意識が高いほど、家族は美しく輝いた歯になります。

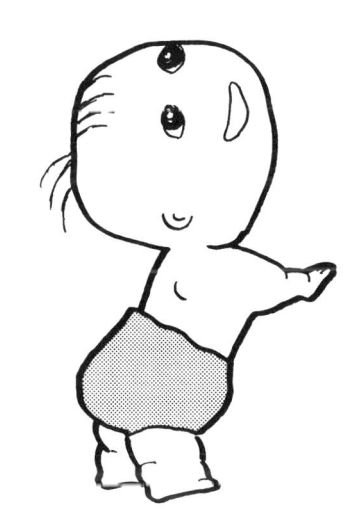

(3) フッ素・キシリトールは本当に効くか？

①フッ素について

　私はフッ素やキシリトールがムシバ予防に効果があるとは考えません。それより、食生活やブラッシングなど大変有効で重要な人間の基本を軽視し、"薬"などに頼ろうとする発想そのものが根本的に誤っていると考えています。フッ素もキシリトールもなく、ブラッシングもしていなかった縄文時代人にほとんどムシバがなかった事実を思い起こしてみてください。

　また、現在でも自然な食べ物のみを食べているマサイ族、モンゴルの遊牧民などにほとんどムシバがないことも考えてみましょう。食事戒律があり、自然な食生活を心掛けているSDA（セブンスデー・アドベンチスト教団）やMOA（世界救世教）の人々にもあまりムシバは見られません。

　キシリトールを宣伝している人たちは、フィンランドなど北欧ではキシリトールを食べているからムシバが少ないと主張しています。しかし、北欧ではその習慣を始めるずっと以前からムシバが非常に少ないのです。土曜日をお菓子の日と決め、子供たちにはその日にしか甘いものを与えない、というのが彼らにムシバが少ない一番大きな要因でしょう。キシリトールを食べるようになったから、という主張はまったくのうそと考えて間違いありません。

　食生活の脱線を省みることなく、"薬"に頼ろうとする考え方は根本的に間違っています。効果もあまりないことを、はっきりと理解しておくべきです。

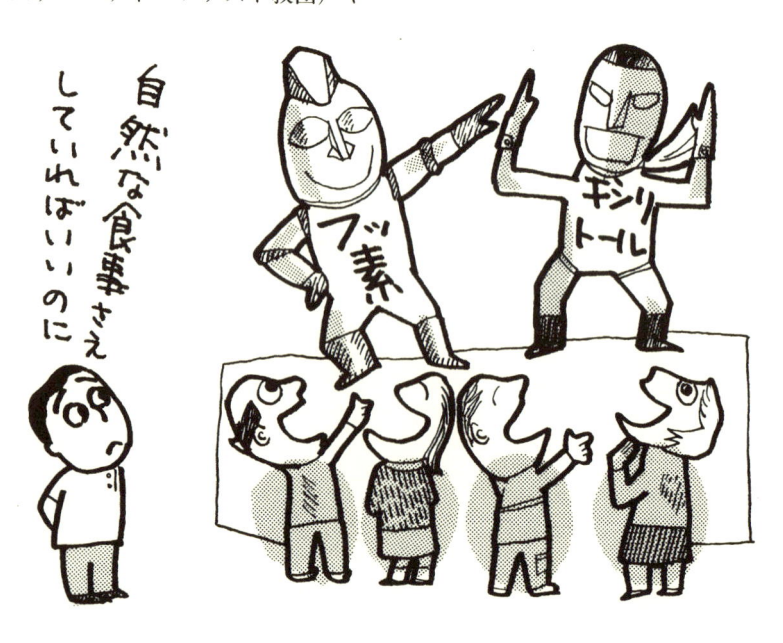

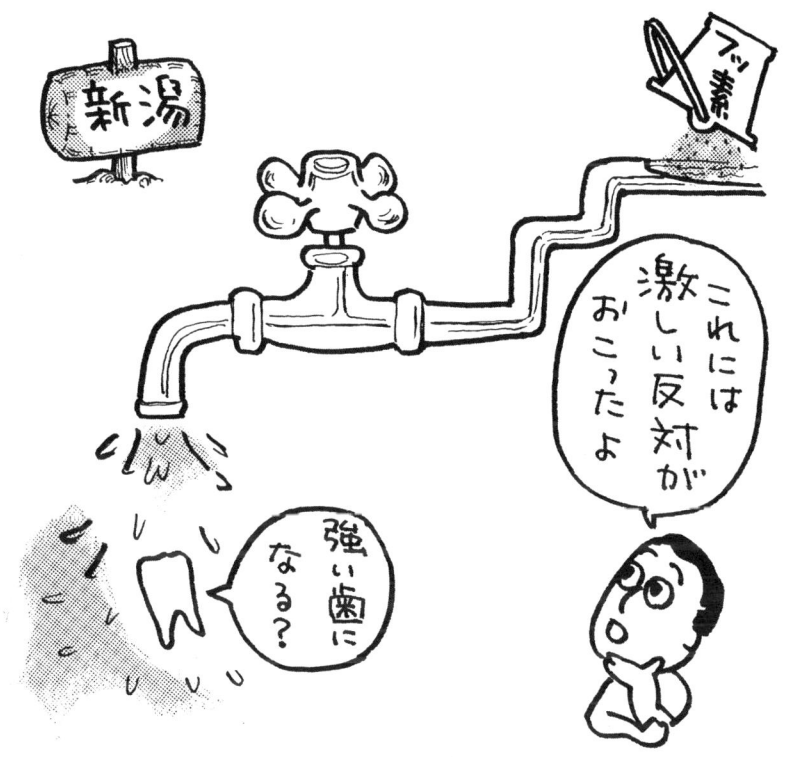

②フッ素についての賛否

新潟県ではムシバ予防の目的で、フッ素化合物で洗口したり、水道水をフッ素化しようと主張したりと行政を巻き込んだ運動が展開されました。その中心となったのが、新潟大学歯学部の境脩 助教授（当時）でした。歯科医師会の役員が中心となってそれに協力し、運動は新潟県内に広がりました。フッ素化合物が歯の主成分であるハイドロキシアパタイトと結合して歯質が硬くなり、ムシバになりにくくなるということを論拠にしていました。欧米でムシバが少ないのは水道水のフッ素化が進んでいるからだと主張していました。

それに対して、東京医科歯科大学の柳澤文徳教授が中心となり、新潟市の消費者団体、新潟消費者センター（谷美津枝会長）が賛同し、激しい反対運動を繰り広げたのは有名な話です。反対陣営には、宝塚市の水道水にフッ素が含まれていて、斑状歯が多発した公害の究明に関係していた歯科医師・梅村長生、秋庭賢司、成田憲一各氏、田村豊幸日本大学歯学部教授ほかが参加していました。フッ素は激しい毒性を持った物質でDNAを殺傷する発がん性があり、斑状歯や骨硬化症などという公害を引き起こす原因であり、ムシバ予防の効果もほとんどない、という

のが論拠でした。

斑状歯というのは【写真⑥】のようなもので歯の表面が帯状に茶色に着色し、崩れてくる病気です。また、骨硬化症とはフッ素が原因で全身の骨が硬くなり、関節が曲がらず、イタイイタイ病のように痛くなります。中国では、井戸水などにフッ素の含有量が多く、これらが多発して問題になっています。

その後、1988年に、アメリカ化学学会がフッ素に否定的見解をまとめ、境助教授が他県に転勤すると、新潟での騒動も鎮静化していきました。

私は、はっきりした効果はなく、リスクの多いフッ素を用いるという発想は、最も愚かな考えの典型だと思っています。フッ素は塩素と同じハロゲン族に属し、激しい反応を起こします。国連人間環境委員会でも、ダイオキシン、カドミウム、水銀などに続きフッ素を6番目に要注意物質に定めています。また、その予防効果も期待できま

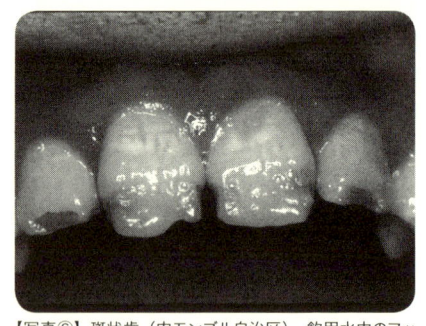

【写真⑥】斑状歯（内モンゴル自治区）。飲用水中のフッ素濃度が高いため、中国では斑状歯、骨硬化症などが多発していて問題となっている。

せん。

新潟県のように県を挙げてフッ素洗口運動を推進したところもありますが、それよりも砂糖の摂り方やブラッシングの教育に力を注いだ地域のほうがムシバは減少しているのです。宮城県宮城町の川前小学校で、中條幸一歯科医は砂糖の摂取が不節制にならないこと、正しいブラッシングを習慣づけることを教育し、新潟県よりもムシバを減少させたのです。

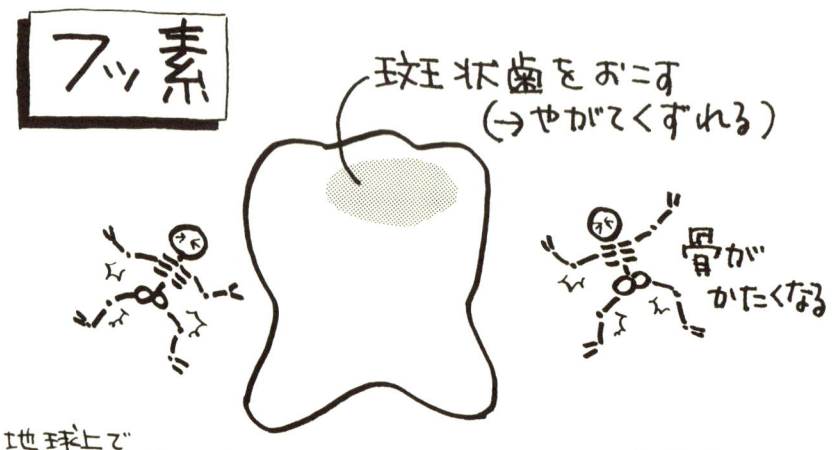

フッ素

斑状歯をおこす
（→やがてくずれる）

骨がかたくなる

地球上で
NO.6の要注意物質（国連人間環境委員会）

柳澤文徳教授の『フッ素にたよらない虫歯予防』によると、フッ素洗口には次のような害があるとしています。
1　斑状歯ができる
2　フッ化ナトリウムには遺伝毒性がある（染色体異常が誘発される）
3　骨の弾力性が低下、骨質欠損、骨のカルシウム低下、骨折の増加
4　歯の萌出が遅れる
5　催奇性、発がん性、ダウン症、甲状腺や腎臓の異常を起こす

　そのほかにも多くの害があると記されています。日本人はお茶、海藻、小魚などフッ素を多く含む食品を食べ、また、国自体が火山国なので、天然水もフッ素を多く含んでいます。日本人のムシバは確かに多いのですが、それは甘くて軟らかい加工食品を多く食べることと、口腔衛生意識がまだ低いことに原因があるのであって、フッ素を使用しないためではないのです。

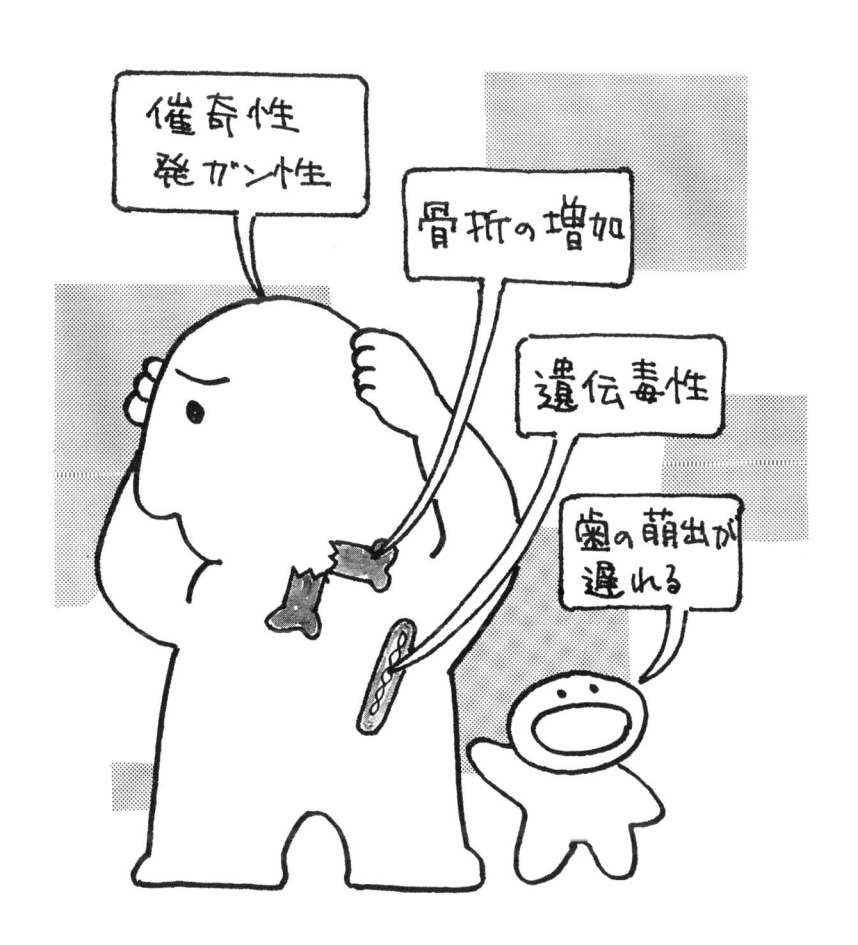

③キシリトールについて

　キシリトール入りのガムをかめばムシバは予防できるって本当ですか、という質問を受けることがあります。このような質問があるというのは、誤解を起こしやすい宣伝が行われているためです。確かに、ムシバの原因菌であるミュータンスがキシリトールを分解して、酸をつくることができないという意味では、積極的にムシバをつくる力はありません。

　しかし、キシリトールがミュータンスを死滅させるとか、ムシバの始まった歯面を再石灰化させる効果があるという宣伝は、明らかに行き過ぎた間違いです。皆さんに、キシリトールについてぜひ正しい知識を得ておいていただきたいと思います。

④ムシバができるメカニズムを知る

　歯の表面は、非常に硬いエナメル質でできています。エナメル質は、ハイドロキシアパタイトというカルシウムを主成分とする物質でできています。この強いハイドロキシアパタイトも酸には弱く、pH5.7以下の酸性になるとカルシウムが溶け出し、ムシバができてしまいます。ミュータンスが砂糖を分解すると酸ができ、ムシバができてしまうわけです。甘い物（砂糖）を食べるとムシバになる、というのはこのためです。

　そこで人間は、ムシバにならない人工甘味料をつくり出しました。ソルビトール（ソルビット）、マルチトール、エリスリトール、キシリトールなどがこれです。これらは、糖アルコールの一種で、ミュータンスが食べて分解することはできません。したがって酸ができることもなく、ムシバができにくいということになります。キシリトールがムシバをつくる力が弱いというのは本当なのです。しかし、人工甘味料の中でキシリトールが特にムシバをつくらないわけではありません。ソルビトールなどと同じです。

⑤キシリトールとほかの糖アルコール

　ムシバをつくらない人工甘味料の研究では第一人者の東北大学歯学部生化学講座名誉教授の山田正先生が、キシリトールについて「キシリトールのうそとほんと」「キシリトールと非齲蝕(うしょく)誘発性甘味料」という文章をまとめています。インターネットで見られますが、次にその要旨を紹介します。

　キシリトールは、糖アルコールの一つで、原料のトウモロコシの芯や白樺からキシランという多糖類を抽出し、それを分解して単糖とし、さらに触媒を使って水素を添加してつくられます。このようにして人工的につくられたものを「天然素材甘味料」であるというのは、「言葉の錯覚を利用して、消費者に良いイメージを売ろうとする一種のまやかし」と山田正先生は、話しています。キシリトールの宣伝で、ソルビトールやマルチトールなど、ほかの糖アルコールが分解されると砂糖の20％ほどの酸が産生されるのに比べ、キシリトールからの酸の産生はゼロで、特にムシバをつくる力が弱いというの

もウソだと言っています。これら糖アルコールの間に酸の産生度に違いはないのです。

⑥ キシリトールはミュータンス菌を殺し、ムシバの再石灰化を促進するというのもウソ

キシリトールの宣伝をする人たちは、キシリトールがミュータンスを殺してムシバを抑制するとか、一度ムシバになった歯面の再石灰化を促進するなどと言っています。これもまやかしの誇大宣伝のようです。糖アルコールは酸をあまりつくらず、歯垢のpHを低下させないので、耐酸性の強いミュータンスに代わってほかの細菌が優勢になります。これはソルビトールなどすべての糖アルコールに共通していて、キシリトール独特の現象ではないとしています。

ムシバが再石灰化するというのもまったく同じで、歯垢のpHが低下しない、つまり、酸性化しない食べ物を食べていれば、キシリトールでなくともほかの糖アルコールでも同じ現象が起こり、特にキシリトールの特性ではないと言っています。

山田正先生は、キシリトールについては抗齲蝕（うしょく）誘発性があるかのような説明がしばしばされているが、消費者の誤解を招きやすいとして、国際的には「絶対に避けるべきだ」との見解が大勢を占めていると言っています。さらに次のように続けています。

「1996年初めに発表された論文では、ヨーロッパ、アメリカ、アフリカなどの各国のデータを集めて詳細に解析したところ、口の中のミュータンス・レンサ球菌の数とムシバの発生率にはあまり関係がなく、ムシバの発生は口の中のミュータンス菌の数よりも食生活によって大きく影響されると結論しました」としています。

そして、キシリトールは、分解されにくく、一度に20グラム以上食べると下痢をします。このように不自然な方法に頼るのではなく、長い人類の歴史の中を貫く、不動の基本をいつも見つめ、忘れないことが大切です。

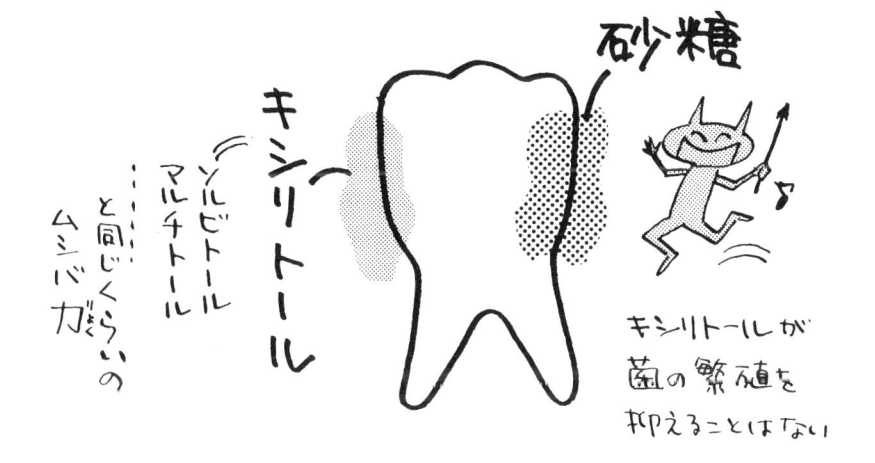

1章まとめ

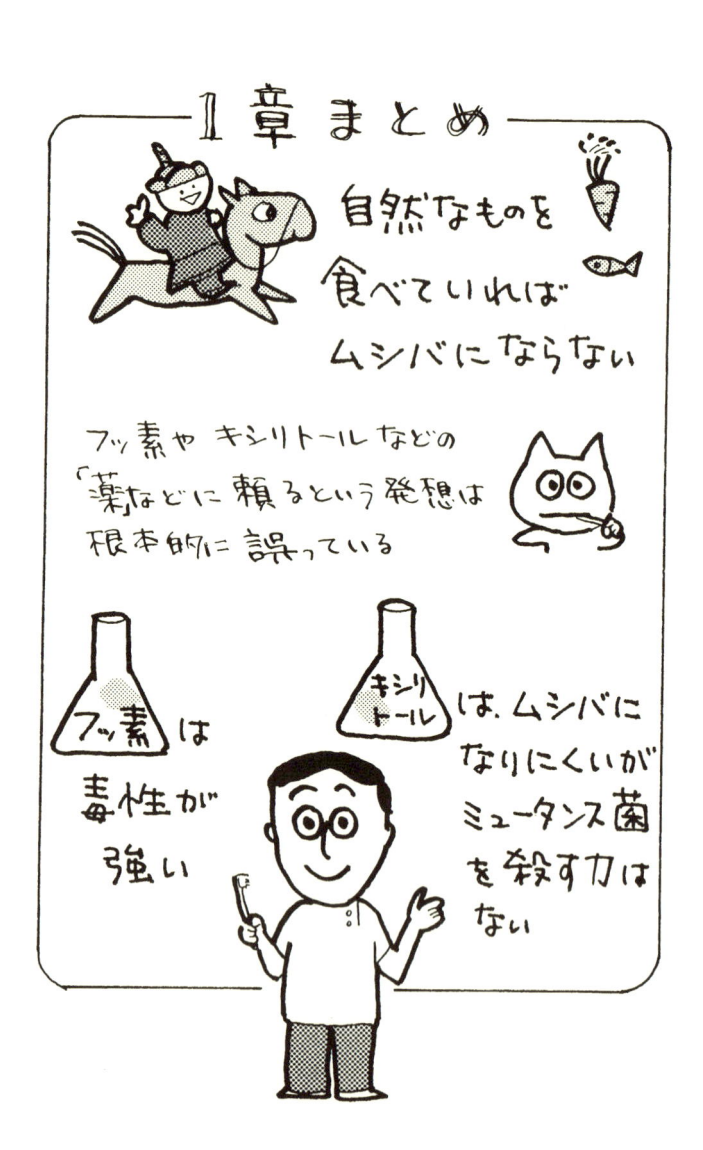

自然なものを食べていればムシバにならない

フッ素やキシリトールなどの「薬」などに頼るという発想は根本的に誤っている

フッ素は毒性が強い

キシリトールは、ムシバになりにくいがミュータンス菌を殺す力はない

第2章
ムシバができるメカニズム

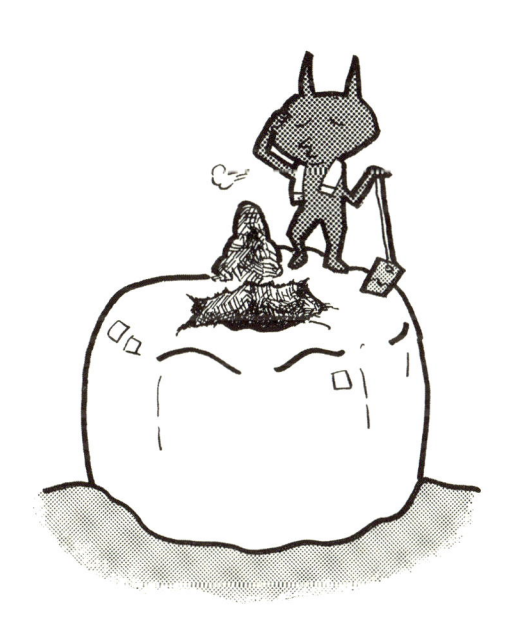

(1) ムシバはこうしてできる

　現代の日本人は、中学生で90％以上の人がムシバを持っています。他の国と比べ、日本人はムシバが非常に多く、見た目にも汚い歯をしている民族だと思います。文明国でもヨーロッパなどでは、かなり美しい歯をしていますし、特にノルウェー、スウェーデンなどでは、口元にムシバが見える人は、ほとんど見かけません。
　このようにムシバの多い日本人も人類学者の研究によると、縄文時代にはほとんどムシバはなかったのです。それが食生活の変化、特に砂糖の摂取量の増加に比例して、ムシバが急増してしまったのです。面白いグラフがあります【図⑨】。

　日本における砂糖の消費量の推移と虫歯罹患者率を示したグラフですが、砂糖の消費量と虫歯の罹患者数が見事に比例していることが分かります。昭和17年頃から砂糖の消費量が急降下している時期があります。戦争のために砂糖の消費が低下したのですが、その時期、ムシバも急減していることが分かります。

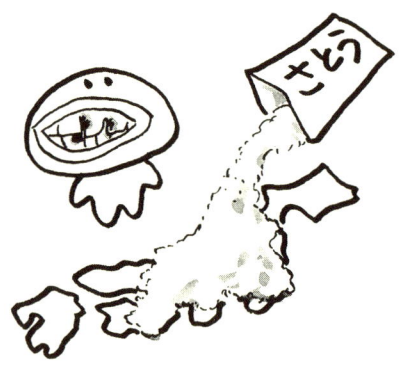

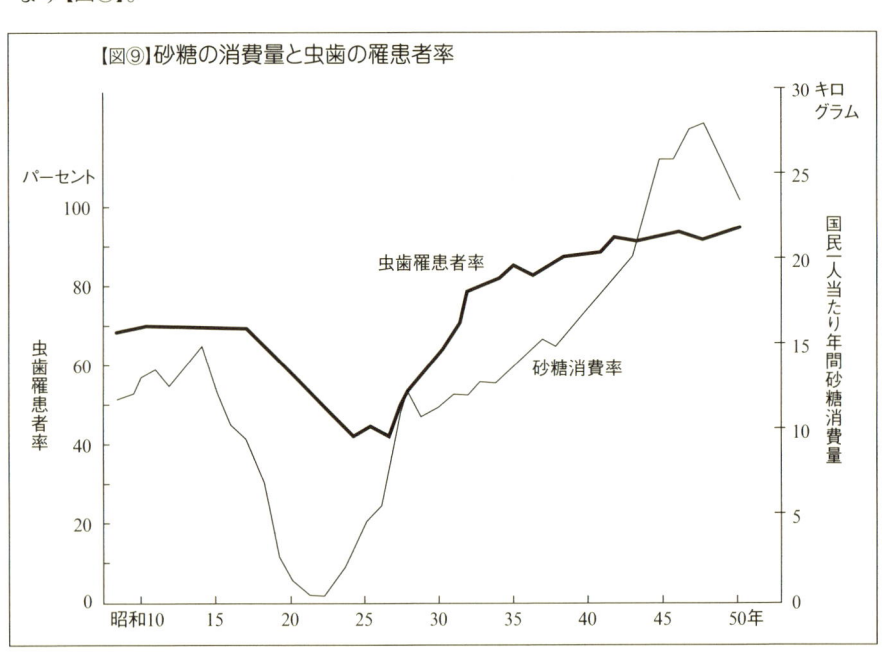

【図⑨】砂糖の消費量と虫歯の罹患者率

①細菌が砂糖を分解すると酸ができ、この酸が歯を溶かしてムシバをつくる

　ムシバができるためには、細菌と砂糖（蔗糖）が必要です。口腔内にはたくさんの細菌が存在します。細菌は、何かを食べて生活しますが、口腔内にはさまざまな食べかすが残っていて、それらを食べ、発酵させます。発酵の産物として乳酸などの酸もできますが、特にミュータンスなど一部の菌が砂糖を発酵させると、酸がたくさんでき、この酸がエナメル質を溶かしてムシバができるのです。

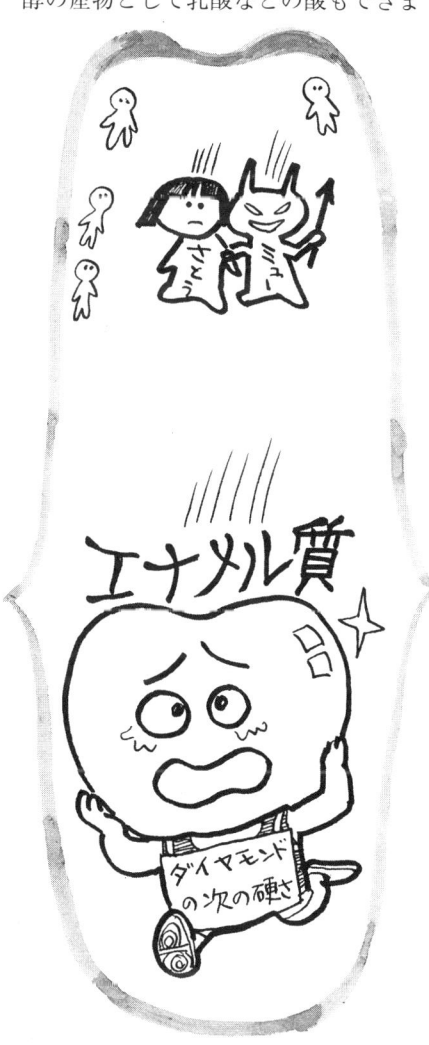

　歯は、とても強いもので、特にエナメル質は自然界でダイヤモンドの次に硬く、とても丈夫です。しかし、弱点があり、酸には溶かされやすいのです。エナメル質は、主にカルシウムをたくさん含みますが、このカルシウムが酸に溶けやすいのです。カルシウムが酸に溶かされることを脱灰といいます。

　エナメル質が溶かされ、穴が象牙質に達すると、象牙質は有機成分が多く、ここにさまざまな細菌が取りつき、有機質を腐敗させ、ムシバは急速に進行します。硬いエナメル質よりも、軟らかい象牙質でムシバは速く進行するため、ムシバは外見上の入り口は小さく、中で大きく進行します。【図⑩】

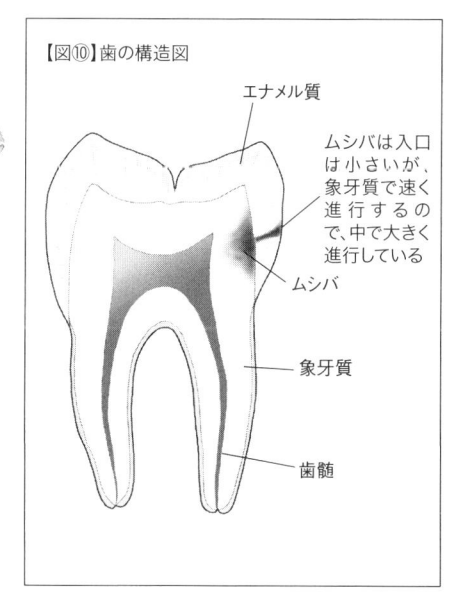

【図⑩】歯の構造図

エナメル質

ムシバは入口は小さいが、象牙質で速く進行するので、中で大きく進行している

ムシバ

象牙質

歯髄

第2章　ムシバができるメカニズム

糖分には砂糖のほかにブドウ糖、果糖、乳糖などもありますが、ムシバをつくる力が最も強力なのは砂糖で、ほかの糖はかなり弱くなります。ですから甘いものを食べたいときは、果物などを食べた方がムシバになりにくいのです。

以上のようにムシバができる原理を知れば、ムシバを予防するポイントを知ることができます。ムシバ予防についてはあとで詳しく述べますが、まず食生活に注意して硬く丈夫な歯をつくること、砂糖を食べ過ぎないこと、細菌が多くならないように食後に正しいブラッシングを行うこと、が3大原則になります。

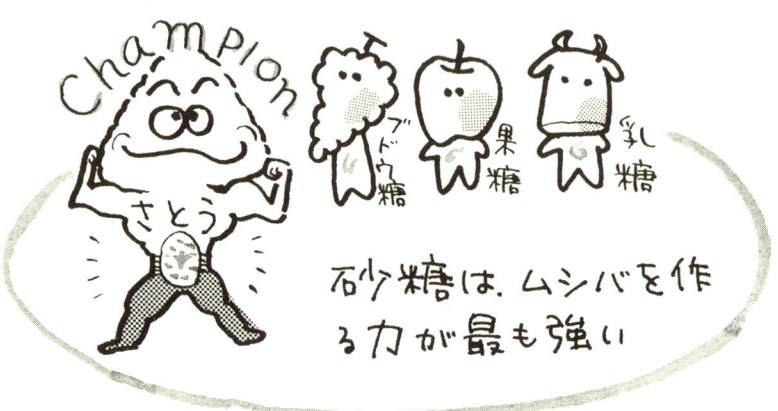

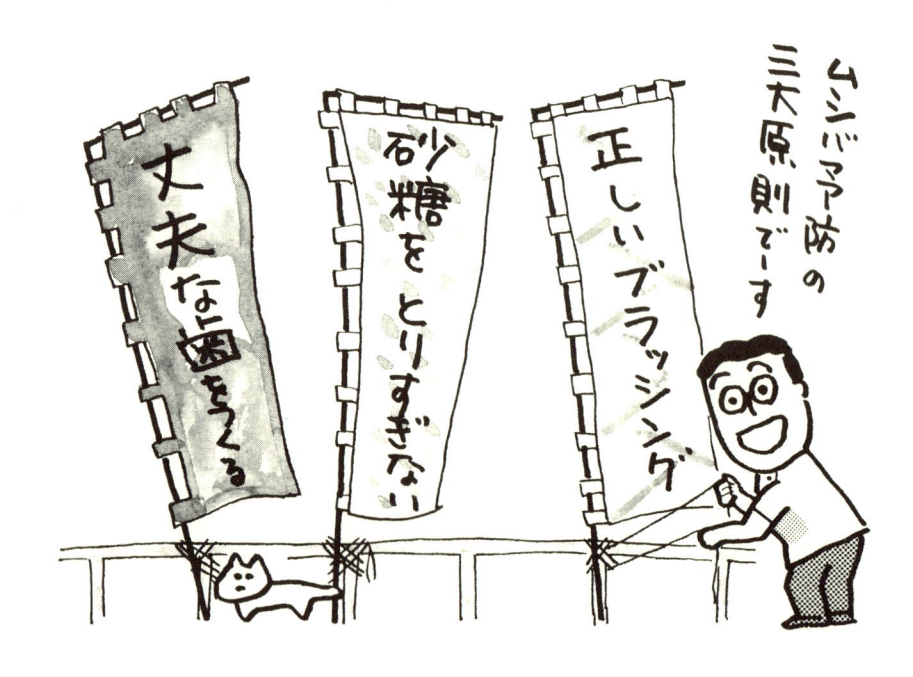

砂糖は、ムシバを作る力が最も強い

ムシバマー防の三大原則でーす

丈夫な歯をつくる

砂糖をとりすぎない

正しいブラッシング

②ムシバはこう進行する

歯は【図⑩】のような構造をしています。歯冠部の表層は硬いエナメル質で覆われ、その内部は有機質が多く、やや軟らかい象牙質となっています。そして中心部には血管や神経があり、歯髄と呼んでいます。脱灰の程度が軽く、ムシバがエナメル質にとどまっているものをC_1といいます。C_1では無症状で、しみることもありません。また、C_1も軽いうちならば、予防を徹底すれば再石灰化が起こり、ムシバの進行が止まったり、治ったりすることもあります。

ムシバが象牙質に達したものをC_2といいます。C_2も軽いうちは、しみたりする症状もありませんが、深部に達してくると冷たいものや甘いものを飲食した時、しみるようになってきます。この状態ではムシバはかなり歯髄に接近しています。削って充填したり、金属冠などをかぶせたりするのみで治せるのは、この進行程度までです。C_2もさらに歯髄に接近すると冷たいものだけでなく、熱いものの飲食でもしみるようになります。こうなると特殊な歯髄保護処置をしないと歯髄を助けられなくなる場合もあります。

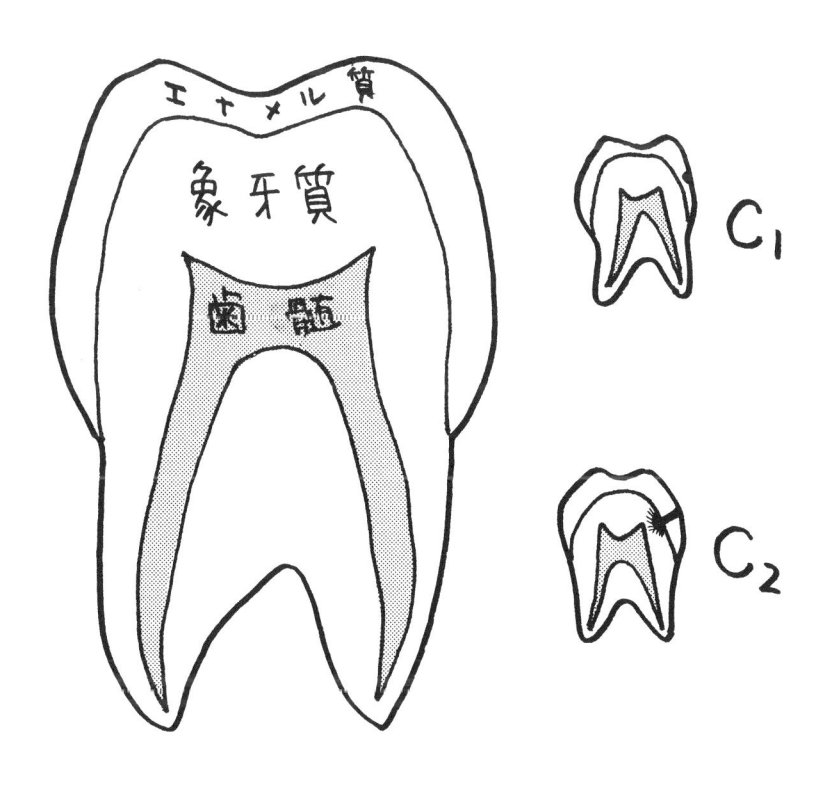

第2章　ムシバができるメカニズム

さらに放置すると、ムシバは歯髄に達します。そうすると歯髄が細菌に感染し、炎症を起こし、歯痛が始まるのです。最初は軽いこの痛みを放置すると間もなく、あのズキンズキンとうずく、激しい痛みになってしまいます。（この状態をC_3という）こうなるともう抜髄する（神経を取る）しかなくなるのです。

　これでも治療をせずに放置すると歯冠部は崩壊し、歯根しか残らないC_4の状態となります。こうなると、歯根の中心の穴（根管）を通って細菌が顎骨に感染し、腫れ上がることになります。ムシバの各段階で治療方法は異なりますが、それはあとでまとめて説明します。

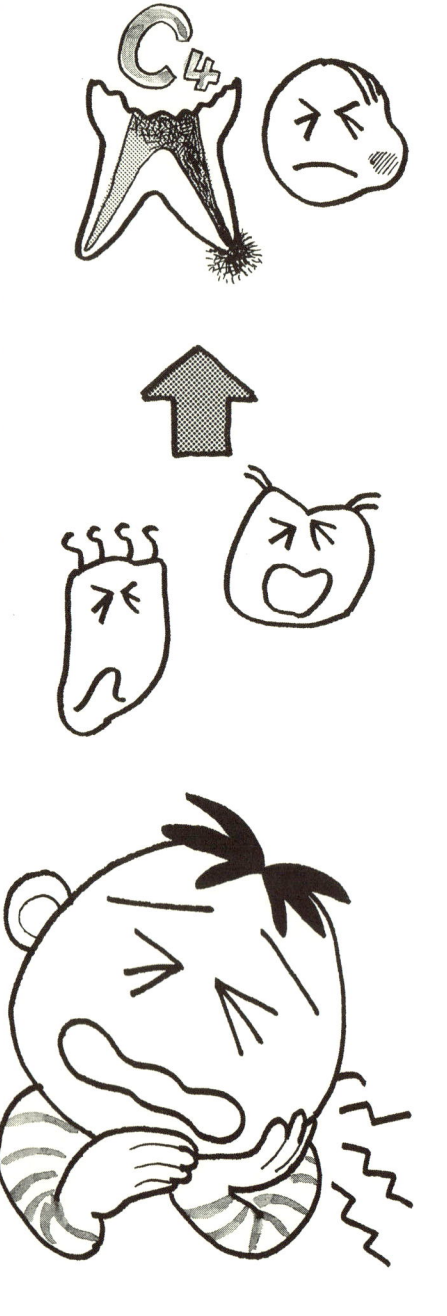

（2）ムシバ予防の基本

①家族を予防の拠点に

　約30年前、東京の中心部の開業医に勤務していたとき、その周辺の子供のムシバが極めて少ないことに気づきました。治療に来院する子供を見ると、ムシバが1本だけといった例がほとんどで、ブラッシングもよくなされていて歯も歯肉もとてもきれいなのです。なるほど、住民の衛生意識の高さの程度にムシバは少なくなるのだ、と私は理解しました。その周辺は大企業の本社が多く、住民の衛生意識も高いらしく、子供を連れてくるお母さんの態度もとてもきちんとしていました。

　当時の日本は、子供の口の中はムシバだらけで、特に地方ではみそっ歯（ランパントカリエス）といってほぼすべての歯が急速に味噌のように腐ってしまうムシバも見られたのです。そのような状況の中で、都心に住む子供たちのムシバの少なさ、口腔内の清潔さは驚きに値しました。将来のムシバ予防の一つの方向性も示唆していました。生活の向上とともに衛生意識や健康観が向上することが大切なことがよく分かったのです。それから現在まで、日本の子供たちのムシバも少しずつ減少傾向を示しています。

　しかし、日本の中でも口腔衛生思想の教育活動の熱心さや普及程度により、子供のムシバ保有者率は地域によって大きな差があります。平成7年度の群馬県内の1歳6カ月児検診データを見ると高崎市では4.3％でしたが、ある農村では36.4％にもなっています。高崎市では保健所を中心に予防活動が熱心に行われ、その成果が上がっているといえます。1歳6カ月児ではムシバのある子供はほんの少数で、親がほとんど注意せずに育てている場合に限られます。この時期に36.4％の子供にムシバがあったら、3歳児検診時には、ほぼ全員がムシバになってしまうと心配です。

　1歳6カ月児で4.3％しかムシバがない高崎市ですら、3歳児のときは41％の子供がムシバになっているのです。そして就学児童検診では、ムシバのない子供は、ほんの少数しか見られなくなるのです。前述したようにしっかりした衛生意識をもつ家族の住む地域ではムシバは極めて少ないのです。お母さんを中心に理解を深め、家族単位で予防の拠点づくりをすることが大切だと思います。

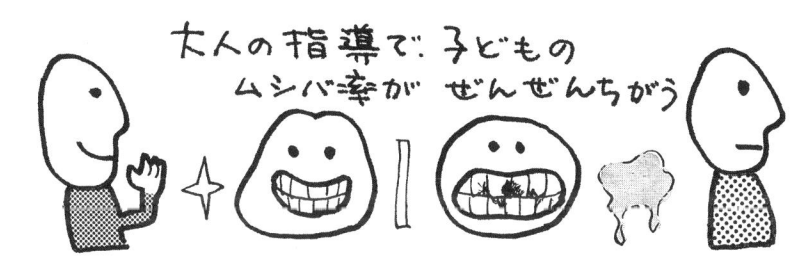

②ムシバの少ない北欧に学ぶもの

　ノルウェー、スウェーデン、フィンランドなどではムシバは極めて少なく、子供は皆美しい歯をしています。北欧でムシバが少ない理由の第1は、土曜日をお菓子の日と決めていて、ほかの日に甘い物を子供に与えない節度ある習慣にあると思います。日本では親の教育的態度が確立しておらず、子供を甘やかしたり放任したりしてお菓子も節度なく与えてしまいがちです。

　理由の第2は、自然の恵みをそのまま食べる食生活にあります。ジャガイモ、パンを主食とし、魚、肉、野菜などを食材の形が残っているような調理で食べます。自然そのものを食としていれば、体も歯も丈夫になり、ムシバにもなりにくいのです。第3は健康教育が充実していることです。保健衛生教育、福祉、医療などが充実していることでは有名ですが、衛生意識のレベルは相当高く国民に浸透しています。

　残念ですが、戦後急速に経済発展を遂げた日本は、物質的には豊かになったものの、国民の健康思想などの立ち遅れは明らかで、まだ途上国と考えなければならないでしょう。フッ素やキシリトールの使用がムシバを少なくしていると主張する人がいますが、これは間違いです。それよりずっと昔から北欧のムシバは少ないのです。キシリトールなどは最近売り出されたばかりです。

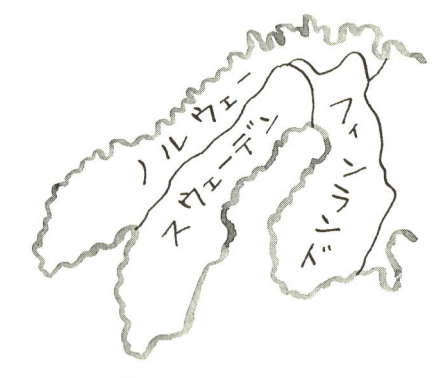

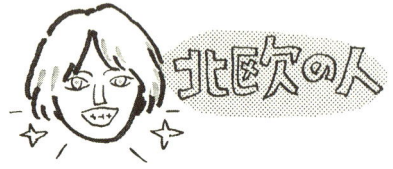

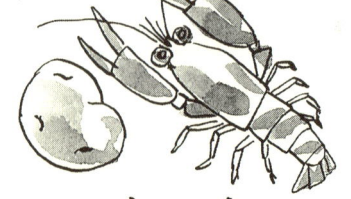

③**文化的に成熟した家族・民族になろう**

　私は40カ国あまりを見てまわりましたが、ムシバをはじめとする歯科疾患が少ない国は、次の二つのうちいずれかに属します。未開民族などに見られるまだ昔からの食や暮らしがあまり変化してない民族や国か、または長い歴史を経て成熟した文化を築いた国です。

　マサイ族やモンゴルの遊牧民、中国の少数民族サーニー族などが前者に属し、ヨーロッパ諸国が後者の代表です。物質文明や経済ばかり発展し、文化的成熟が追いつかない国ではムシバが多く、健康的な問題も多くみられるのです。日本、アメリカ、ブラジルなどがその代表で、中国や東南アジア諸国がその仲間に加わりつつあります。

　このような現実を考え、日本の地域格差を比較検討すると、私たちがまず始めるべきことは、家族という小世界の文化的質を高め、健康観を充実させていくことであると考えるのです。

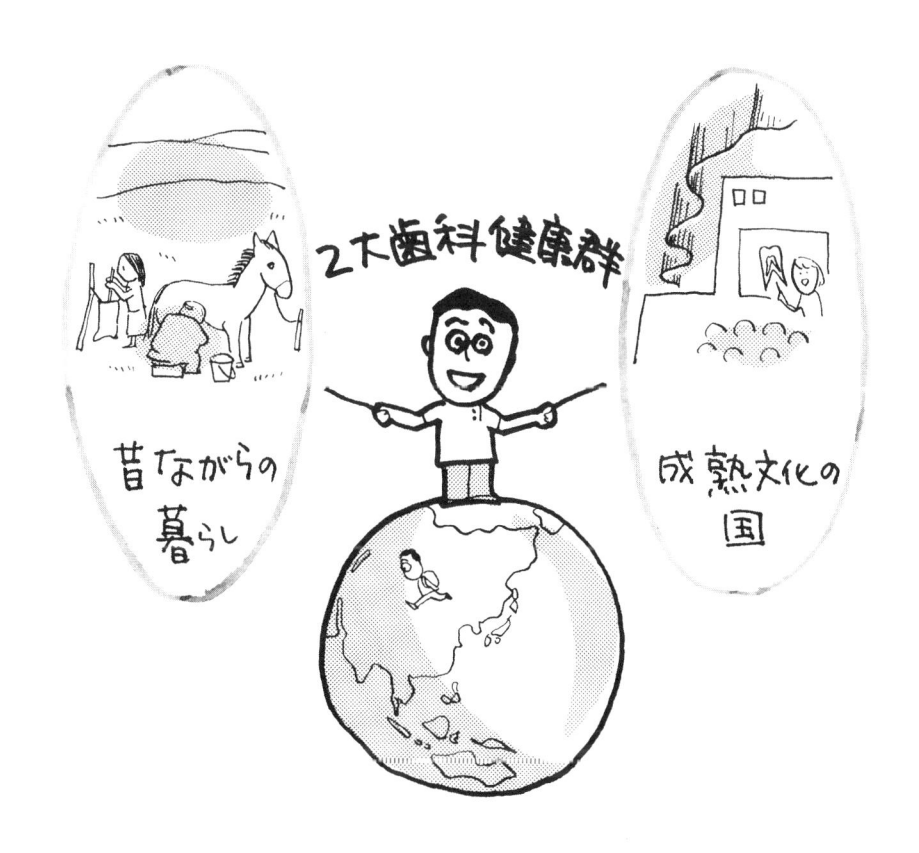

(3) ムシバはすべて充塡しなければならないか

ムシバによって生じた欠損部（穴）をアマルガム、レジン（プラスチック）、鋳造してつくった金属インレーなどで埋め、歯の形態、機能を修復する治療を充塡といいます。

ムシバ（学術的にはウ蝕、カリエスと呼ぶ）は口腔内の細菌が産生する酸が、硬い歯質を溶かしてつくられること、そしてムシバの進行度によってC_1～C_4で表すことは前述しましたが、もう一度整理してみましょう。

C_1……エナメル質に限局したムシバ
C_2……象牙質まで進行したムシバ
C_3……歯髄にまで達したムシバ（神経を取ってその後、根管治療が必要になる）
C_4……C_3を治療せずに放置すると歯冠部は崩壊し、歯根しか残らない状態（抜歯になるケースが多い）

充塡が最も多くなされるのはC_2で、C_1に対して私は充塡を行いません。最近、子供のムシバが減少し、逆に歯科医院が増加した影響か、C_1でも充塡してしまうケースが増えているようです。一度充塡されると、そこからまたムシバが再発しやすくなるので、必要のないムシバの充塡は行わないほうがよいでしょう。

臼歯部咬合面（咬む面）の、溝のエナメル質が着色している程度のムシバであれば、正しいブラッシングと正しい食生活で進行が止まったり、再石灰化して自然に治ったりするからです。

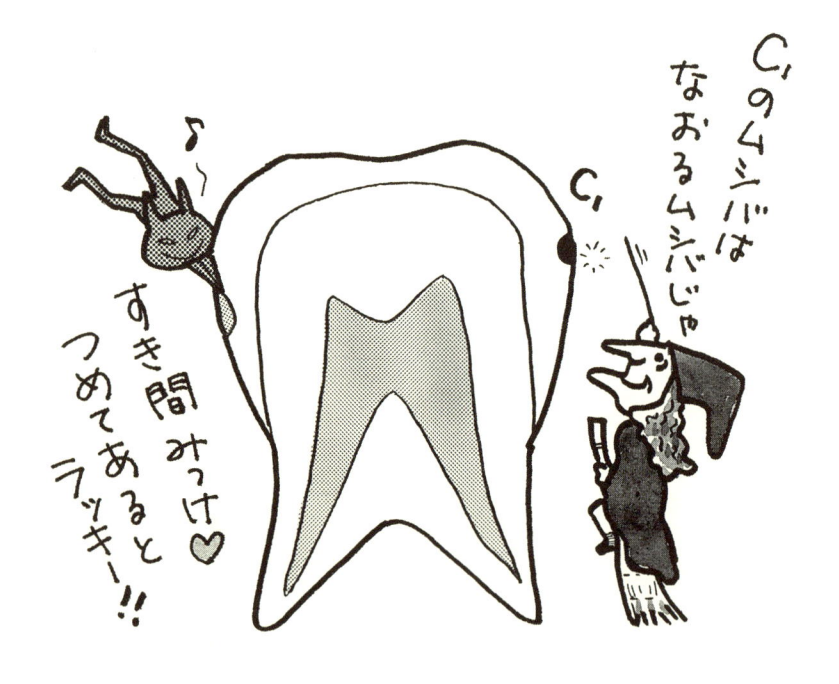

（4）誰でも分かる良い充塡、悪い充塡

次に各充塡方法についての基礎知識と、良い例と悪い例の見分け方のポイントをお話しします。アマルガム充塡、レジン充塡、インレーと充塡方法は違っても正しい治療か否かを見分ける共通のチェックポイントは次のとおりです。

1. 歯と充塡物の継ぎ目にすき間や段がないか
   肉眼で確認できるものはもちろん駄目。とがったつま楊枝のようなもので継ぎ目を探り、ひっかかりがあれば駄目。すき間が50ミクロン程度でムシバが再発する。
2. きれいに研磨してあるか
   研磨が悪いと、食べかすが付きやすく再発しやすい。
3. 咬合調整が正しく行われているか
   咬合の確かめ方は難しいので、とりあえず、咬みにくい、高い、咬むと滑る、物が咬み切れないなどの状態があれば駄目。
4. ムシバが完全に除去されているか
   これが最も大切だが、充塡物の上からは見えない。ムシバを完全に除去しないと中でムシバが再発する。

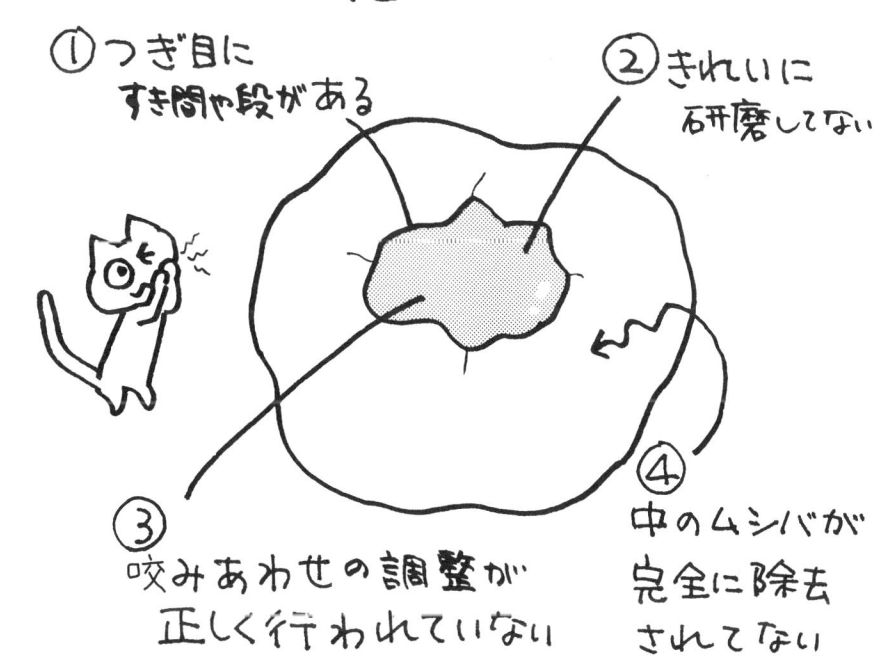

悪い例

① つぎ目にすき間や段がある
② きれいに研磨してない
③ 咬みあわせの調整が正しく行われていない
④ 中のムシバが完全に除去されてない

①アマルガム充塡

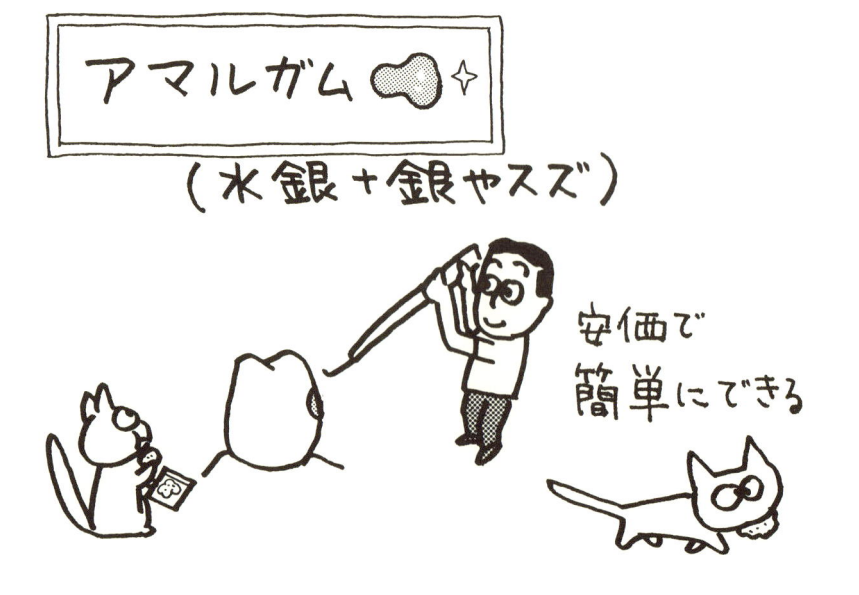

　写真をご覧下さい。【写真⑦】は良いアマルガム充塡例。歯とアマルガムの間にまったくすき間がありません。【写真⑧】は悪い例ですが、歯とアマルガムの境界にすき間や段が見えます。このような充塡では【写真⑨】のように、すき間からムシバが再発してしまいます。

　アマルガムとは、水銀と銀やスズなどを粉状にしたものを練り合わせると、水銀が他の金属を溶かして固まってできたものです。歯に直接塡める事が可能なので、安価で手間がかからず簡単にできるという利点があります。小さなムシバには有効な方法ですが、大きなムシバの修復にはやめたほうが良いでしょう。

　口腔内で直接充塡するので、大きなムシバの複雑な窩洞（ムシバをとり除いた後の穴）を完全に封鎖することは難しく、咬み合わせも正確につくることは困難だからです。

　その他のアマルガムの欠点としてはアレルギー反応を起こす場合がある点です。全身に大きな湿疹や頭痛を伴うなどの中毒症状が出たり、アトピーが生じたりする事もあります。

　アレルギー反応が出たら、すぐに全てのアマルガムを除去しなければなりませんので注意が必要です。

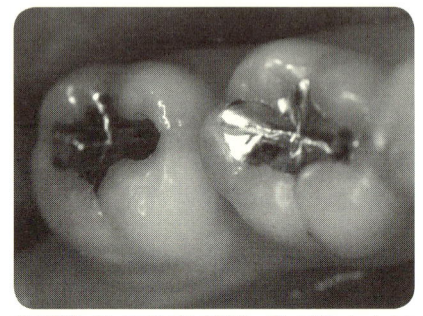

【写真⑦】良いアマルガム充塡例。歯との間にまったくすき間がない。

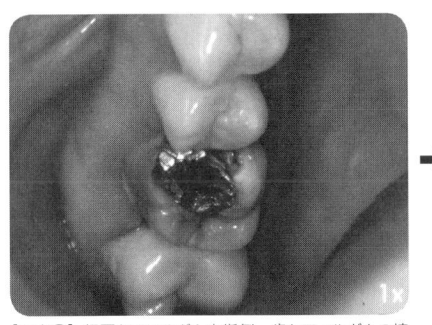

【写真⑧】粗悪なアマルガム充塡例。歯とアマルガムの境界に段やすき間があり、ここから細菌が入り、ムシバが再発する。

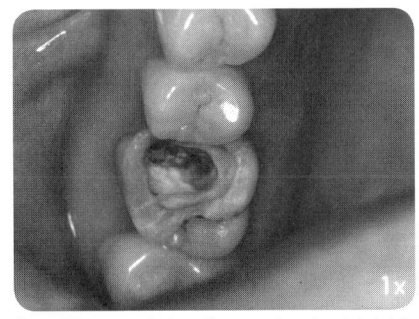

【写真⑨】アマルガムをはずしてみると、中で大きなムシバが再発していた。

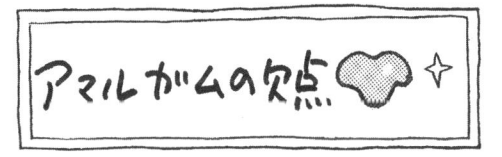

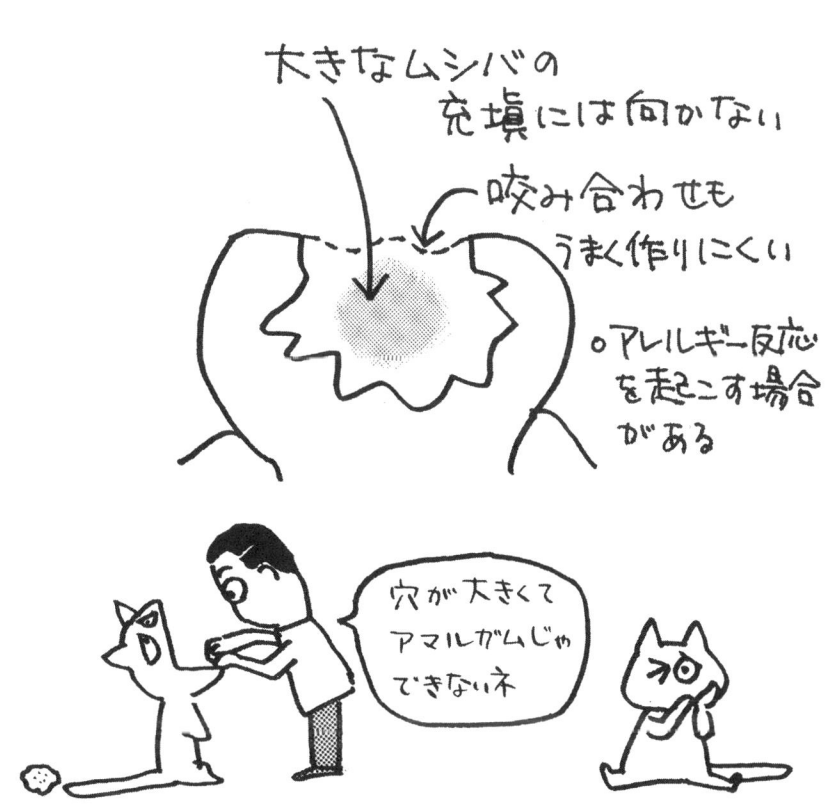

アマルガムの欠点

大きなムシバの充塡には向かない

咬み合わせもうまく作りにくい

○アレルギー反応を起こす場合がある

穴が大きくてアマルガムじゃできないネ

第2章 ムシバができるメカニズム

②コンポジットレジン充填

　レジンとは、入れ歯のピンクの床の部分などに用いられている一種のプラスチックです。このレジンは軟らかく摩耗しやすいので、ガラスの粉などを混ぜ、強化したものをコンポジットレジン（複合レジン）といいます。

　現在では、色調も各種揃えられていて、主に審美性の求められる前歯の充填に用いられます。臼歯に填められているケースを多く見掛けますが、強化されているとはいえ、かめば摩耗して咬合が低くなりやすいので、私は臼歯部には用いません。

　次に写真をご覧下さい。【写真⑩a】は不良レジン充填例です。前歯の歯間部に充填されたレジン部分（矢印）にすき間があるため、ムシバが再発して歯が黒くなっています。【写真⑩b】は当院でやり直した、良いレジン充填例です。ムシバを完全に除去し、清潔、乾燥も確保され、色調も選定され、辺縁の封鎖も完全にでき、充填されているのが分からないくらいです。

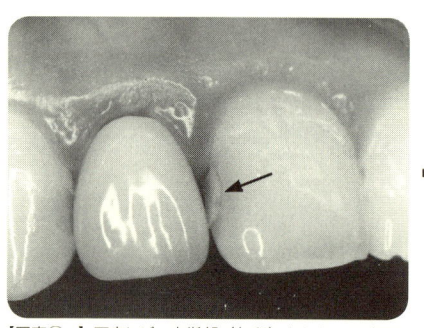

【写真⑩a】不良レジン充填部（矢印）からムシバが再発している。

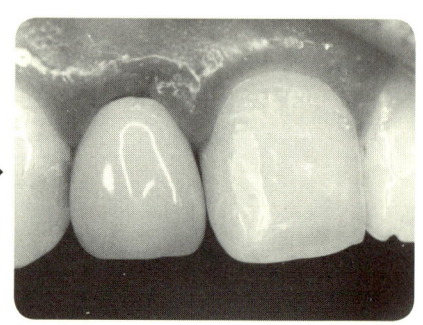

【写真⑩b】当院で正しくやり直した状態。継ぎ目も見えず、充填してあるのがわからない。

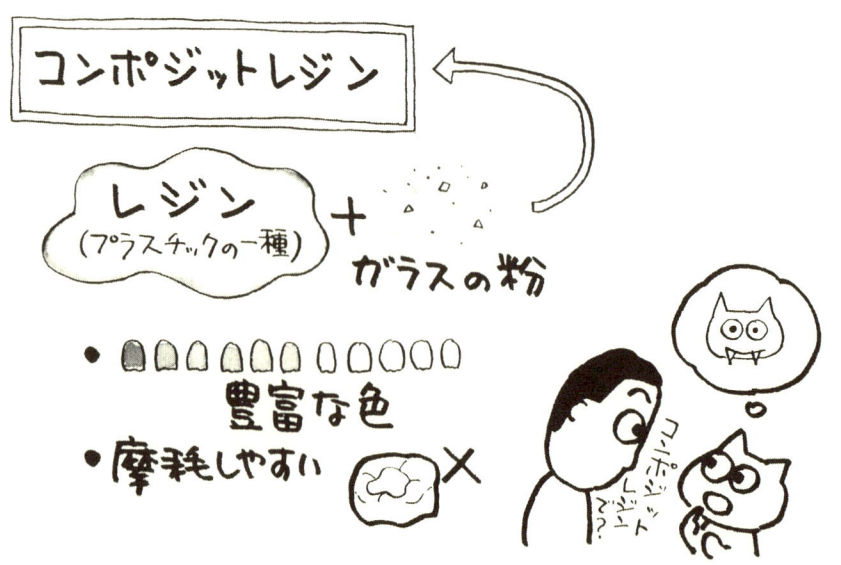

その他の不良例の中でもひどいケース2例を示します。【写真⑪】は歯頸部の充填が粗雑な例、【写真⑫】は不適当な大臼歯咬合面の充填例です。

　コンポジットレジンは、ポリマー（粉）とモノマー（液）が科学的に結合して硬化するもので、作業が簡単で手軽にできるため、一度に多くの歯に充填したり、不必要に充填されたりと保険点数稼ぎの温床になっているケースも見られます。

　不完全なレジン充填は、再発したムシバの進行が速く、歯髄死を起こした場合も、大きく治りにくい根尖病巣（根の先に膿がたまる）ができることが多いと見られます。被害が大きいので、丁寧に填められているか十分にチェックして下さい。

【写真⑪】不良レジン充填例。歯頸部（歯と歯肉の境目）に粗雑な充填をするとムシバの再発は保証つき。

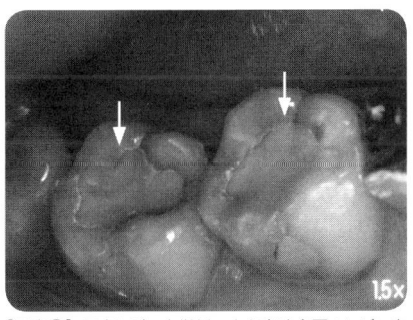

【写真⑫】不良レジン充填例。大臼歯咬合面のレジン充填は極めて不適当。

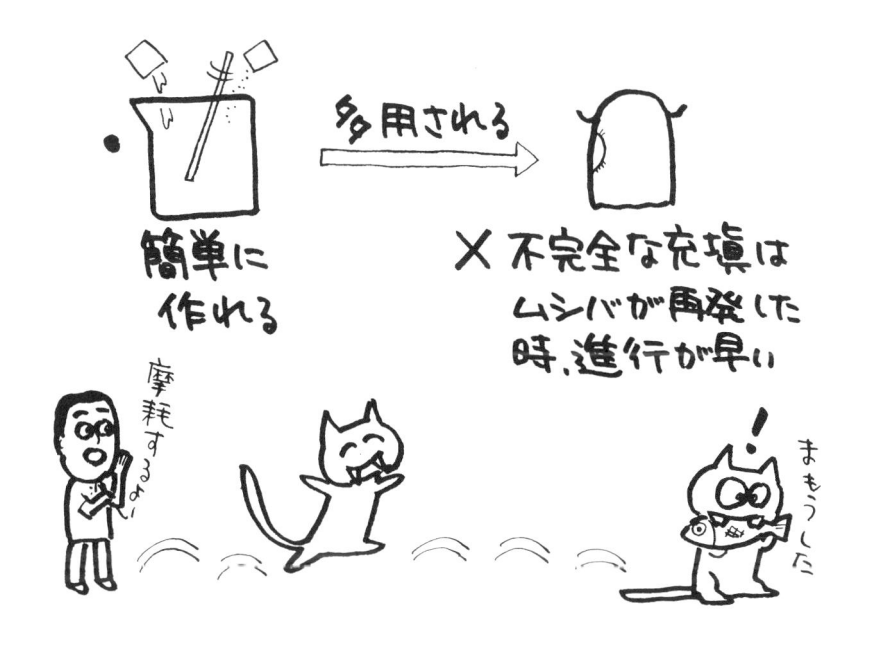

第2章　ムシバができるメカニズム

③インレー

　インレーは、練ったものを口腔内で直接充填するアマルガムやコンポジットレジンとは方法がまったく異なります。口腔内で窩洞形成された歯の型採りをして石膏模型を作り、その模型上でワックスパターンを製作し、鋳造してインレーを作ります。その後セメントで口腔内に装着します。

　材質は金属（銀合金、金パラジウム合金、金合金など）を用いたメタルインレーとポーセレン（セラミック）を焼成して作ったポーセレンインレーがあります。

　では悪いインレーと良いインレーの見分け方について写真をご覧下さい。【写真⑬】が不良インレーです。インレーと歯の間にすき間がありそこから再発しています。インレーを除去してみると、中では大きくムシバが進行していました。【写真⑭】は精密に作られ、歯にセットされたインレーです。インレーと歯の継ぎ目に段（ステップ）がなく、セメントライン（合着に用いたセメントの層）が見えません。このように美しくよくフィットしていれば、細菌は簡単には中に入れませんので再発しにくく、長く使えます。

　毎日来院する初診の患者さんのインレーのほとんどに、程度の差はあれムシバの再発（二次カリエス）がみとめられます。皆さん、埋めた歯からダメになると思いませんか。

　ムシバの進行が歯髄に達した場合、抜髄（いわゆる神経を取る）せざるを得なくなります。この神経の治療を根管治療と言います。次に根管治療について記したいと思います。

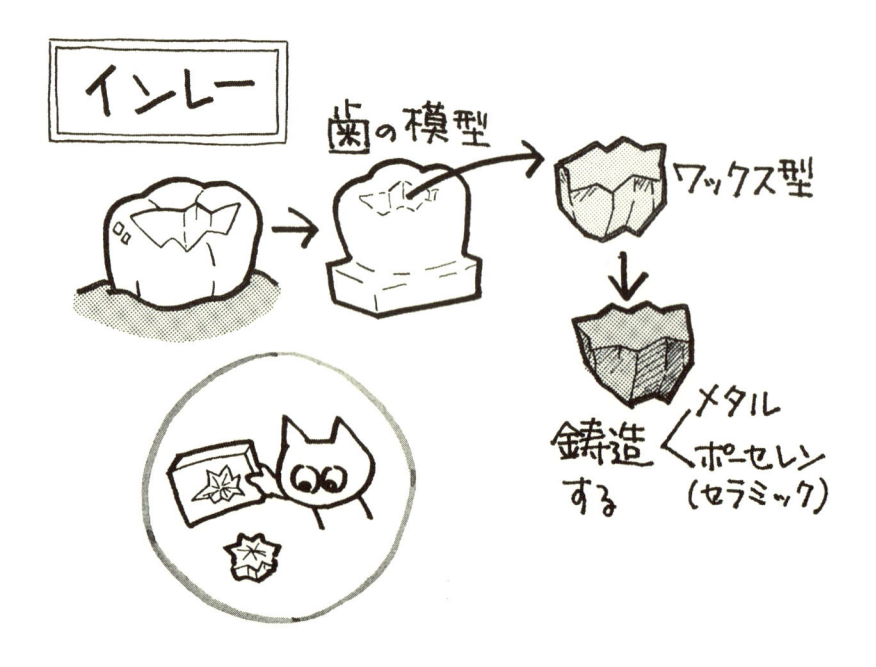

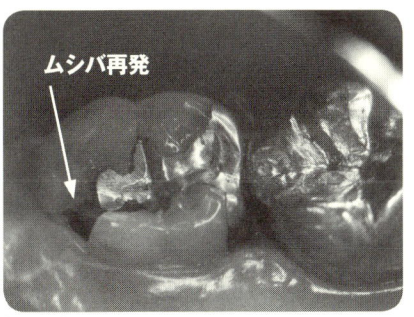

【写真⑬】不良インレー。すき間からムシバが再発している。インレーを除去すると、中で歯が腐敗していた。

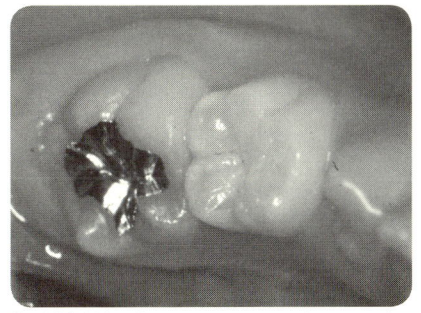

【写真⑭】精密に作られたインレー。このようにフィットしていれば、再発しにくく長く使える。

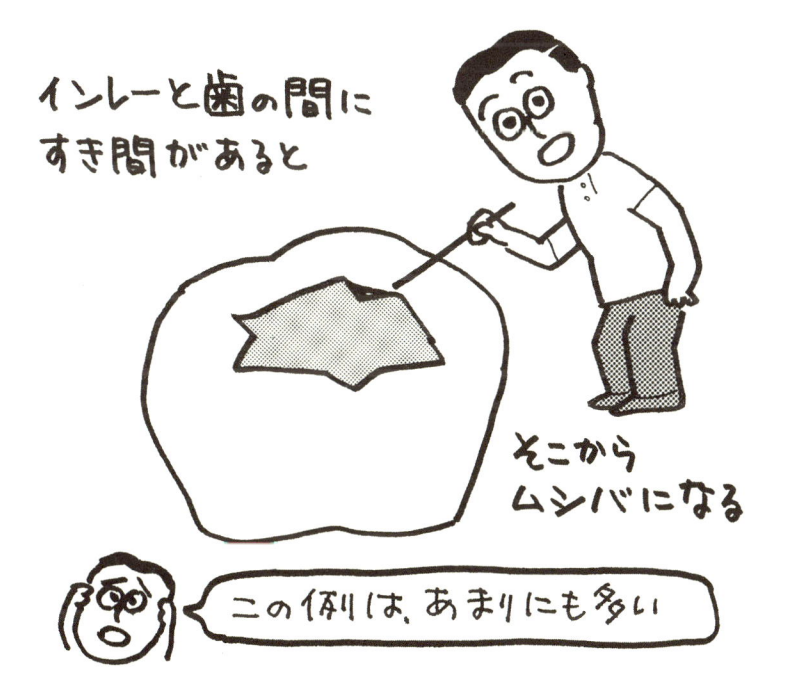

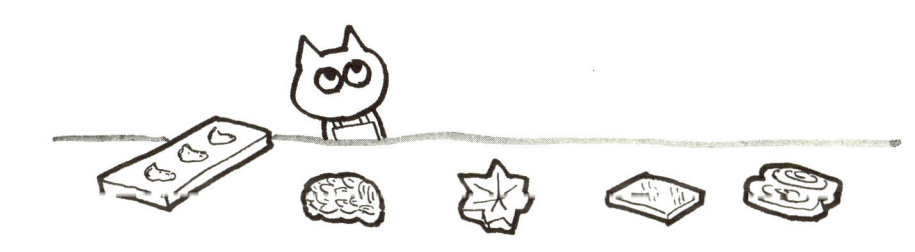

インレーと歯の間にすき間があると

そこからムシバになる

この例は、あまりにも多い

第2章　ムシバができるメカニズム

2章まとめ

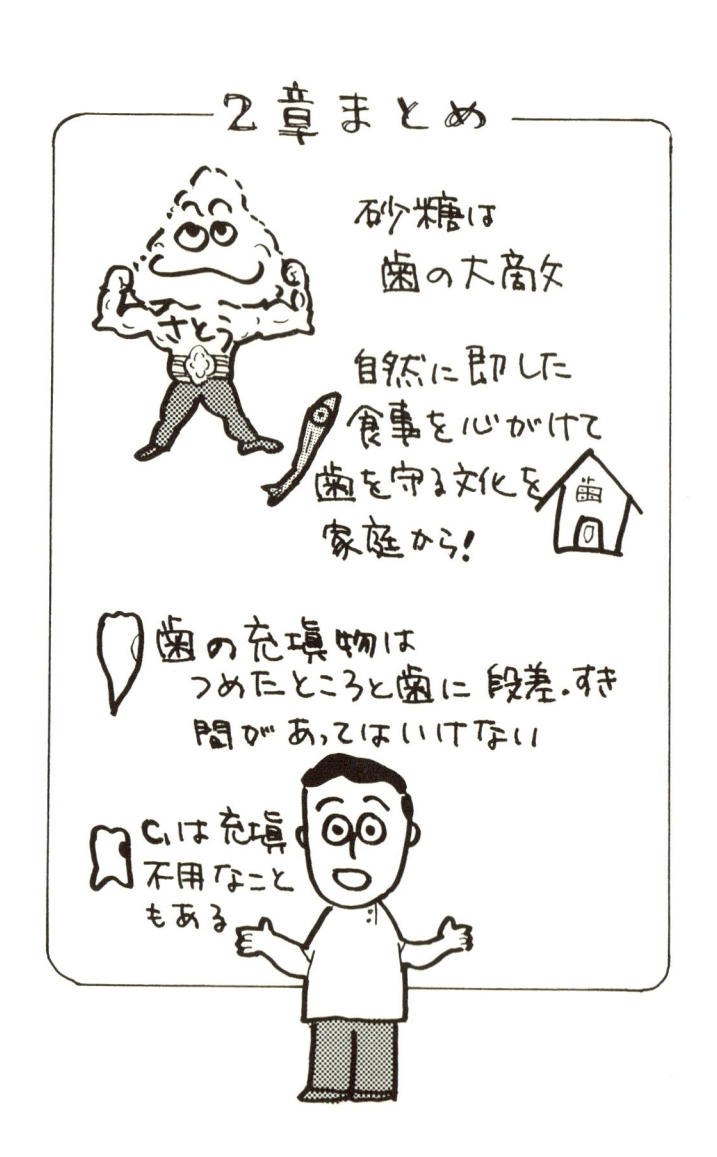

砂糖は歯の大敵

自然に即した食事を心がけて歯を守る文化を家庭から！

歯の充填物はつめたところと歯に段差・すき間があってはいけない

C_1は充填不用なこともある

第3章
根管治療で歯科医の技量・誠意が分かる

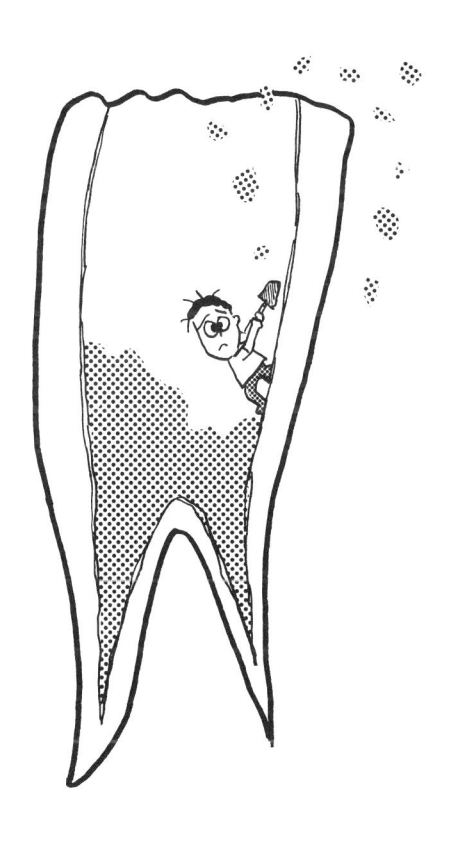

(1) 根管治療とは、どういう治療か

ムシバが深くなったり、歯周病が進行したりすると、歯髄に感染し、炎症や化膿を起こし、強い痛みを生じます。歯髄とは歯冠と歯根の中心部の空洞の中を神経や血管などが走っている部分です。（P.49の歯の構造図参照）一般的には神経と呼ばれ、「神経を取る」というのはこの歯髄を除去することを言います（専門的には抜髄という）。

根管治療の手順は、まず抜髄し、神経や血管などの軟組織を完全に除去します。軟組織が残ると、細菌が増殖し腐敗が進みます。次に根管内壁の比較的軟らかい部分（プリデンティン）を完全にかき取り、根管内の形態を充填しやすい形に仕上げます。これを根管形成と言い最も重要な作業です。完全に洗浄、消毒、乾燥を行い、空隙が残らないように充填します。この時、リーケッジと呼ばれる死腔が残ると、そこから封鎖が破れ、浸潤液などが入り込み浸潤状態となり、再発することになります。

熟達した歯科医師が行えば、99％成功しますが、この治療を完全に行うのは難しく、ほとんどが不完全治療で再発しているというのが現状です。

根管治療は抜髄時に正しく行われるのが理想ですが、見えない歯の内部の細い根管の治療を完全に行うのは簡単ではありません。一度行われた不完全治療は、再治療を更に難しくしているのです。

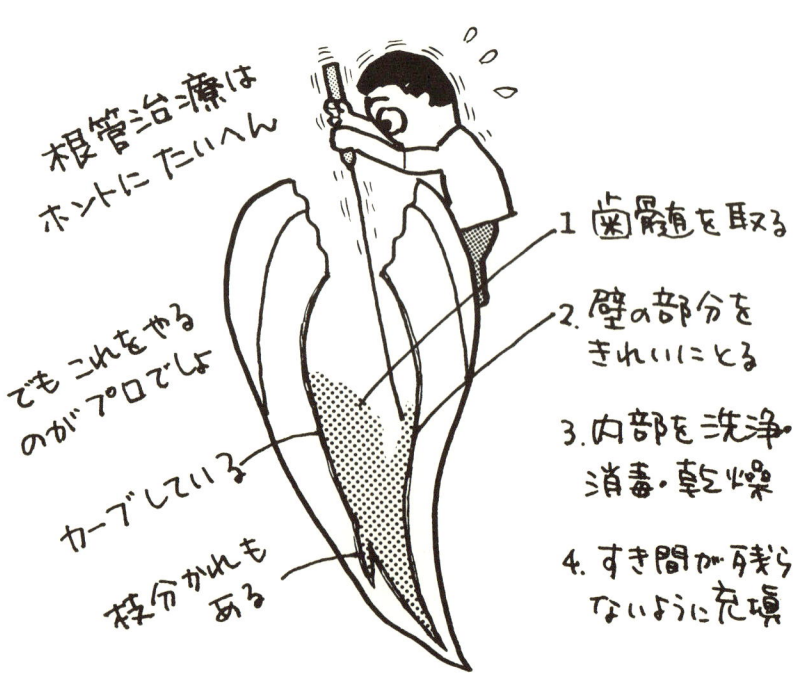

根管治療はホントにたいへん

でもこれをやるのがプロでしょ

カーブしている

枝分かれもある

1. 歯髄を取る
2. 壁の部分をきれいにとる
3. 内部を洗浄・消毒・乾燥
4. すき間が残らないように充填

(2) 良い根管治療、悪い根管治療のチェックポイント

　正しい根管治療を行えば、根尖病巣（根の先に膿がたまる）ができたり、根管内が腐敗したりすることもありません。そして、不完全治療を施されたため、根尖病巣ができてしまい腫れてしまった歯でも、正しい根管治療をやり直せば治ります。

　【写真⑮a】をご覧ください。粗悪な根管治療が原因で根尖病巣（矢印部）ができています。骨が溶け、化膿しているのです。この状態の時、患者さんは何となく歯が重い、疲れたり風邪を引いたりして免疫力が低下した時うずいたり腫れたりするなどの異常を訴えます。そしてある限界にくると事態は一変し病巣が大きくなり、腫脹、激痛、排膿が起こったり、時には発熱したりすることもあります。

　【写真⑮b】は当院で再治療をして、根管充填が終了した状態です。側枝（矢印部）にまできれいに根管充填が行われています。この例のように、根管は多くの場合、枝分かれして複雑な形態となっています。（この枝分かれを側枝と呼ぶ）このような時は、側枝の中まで洗浄、充填をしなければ治りません。非常に難しい高度な技術が必要と

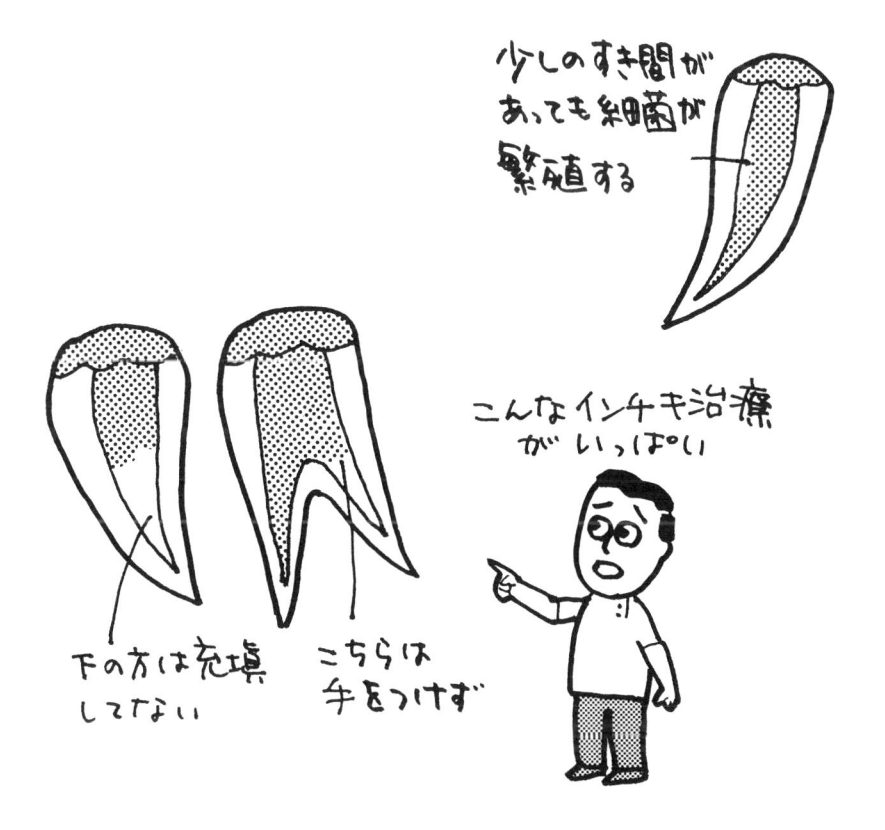

少しのすき間があっても細菌が繁殖する

下の方は充填してない

こちらは手をつけず

こんなインチキ治療がいっぱい

されるのです。
　【写真⑮c】は当院で再治療をして2年5ヶ月後の状態ですが、根尖病巣が消失しているのが分かります。

　根管治療を受けた時は、レントゲン写真をぜひ見せてもらって下さい。そうすれば、根管治療の良否はほとんど見分けられます。レントゲンでの見分け方のポイントを列記します。
①白い充塡剤が歯根の先端までぴったり充塡されていること。
②充塡された充塡剤の側方や内部に黒いリーケッジ（死腔）が残ってないこと。
③入り口は太く、根尖に向かって次第

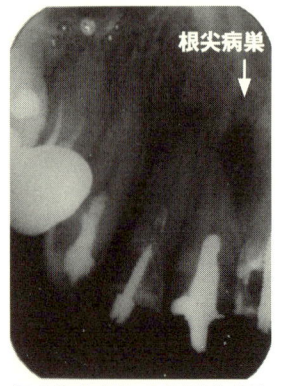

【写真⑮a】術前。不良根管治療例。粗悪な根管治療が原因で大きな根尖病巣ができている。

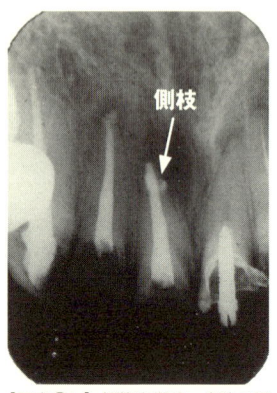

【写真⑮b】根管充塡時。当院で再治療を行った。根尖はピッタリと、さらに側枝にまできれいに根管充塡が行われている。

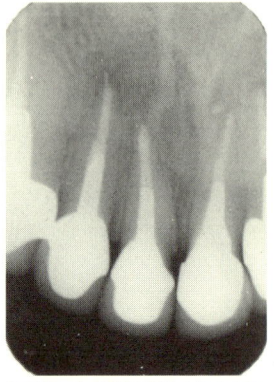

【写真⑮c】根管充塡後2年5カ月。根尖病巣がきれいに治っている。

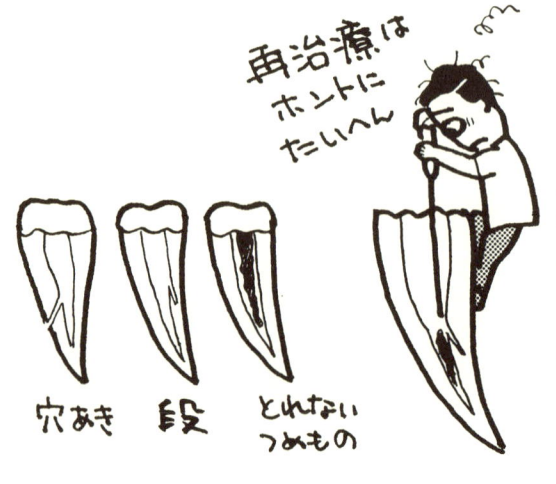

再治療はホントにたいへん

穴あき　段　とれないつめもの

不完全治療により病巣ができてしまっても、正しく再治療すればなおる

に細く、スムーズな形態の充填になっていること。
④すべての歯根に充填してあること。
⑤数カ月後に予後のレントゲン写真撮影をしてもらい、病巣ができていないか、もともと病巣があった場合は消失しているか、観察すること。

なお、痛みの状態による判断も可能です。根管充填直後に、程度の差はありますが痛みや違和感が出ることがあります。充填剤が十分に入れられた圧力のために生じたものであれば数日中に次第に消失しますので心配ありません。しかし、治療後数日たっても痛みや違和感が消えない場合は不完全治療の疑いがあります。また、パーフォレーション（根管側壁に穴をあけてしまうこと）などの治療の失敗があると痛みが治りません。

根管治療は歯科治療の土台となるものです。その後に行われる補綴治療（クラウンやブリッジなどを歯に被せる治療）が素晴らしくても、根管治療が悪ければ歯根から歯はダメになり抜歯に至ることになってしまいます。建築でいえば基礎工事となる重要なものなのです。

そして、根管治療のレベルは、歯科医の技量と誠意を計るための一つの基準になると言えるでしょう。

根管治療のレベルは歯科医の技量と誠意を計るための一つの基準

第3章　根管治療で歯科医の技量・誠意が分かる

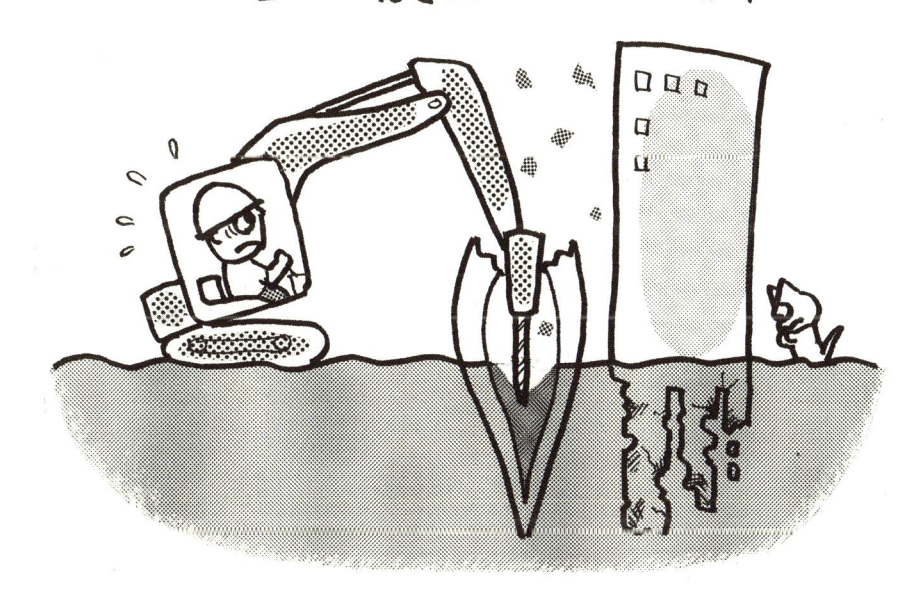

3章まとめ

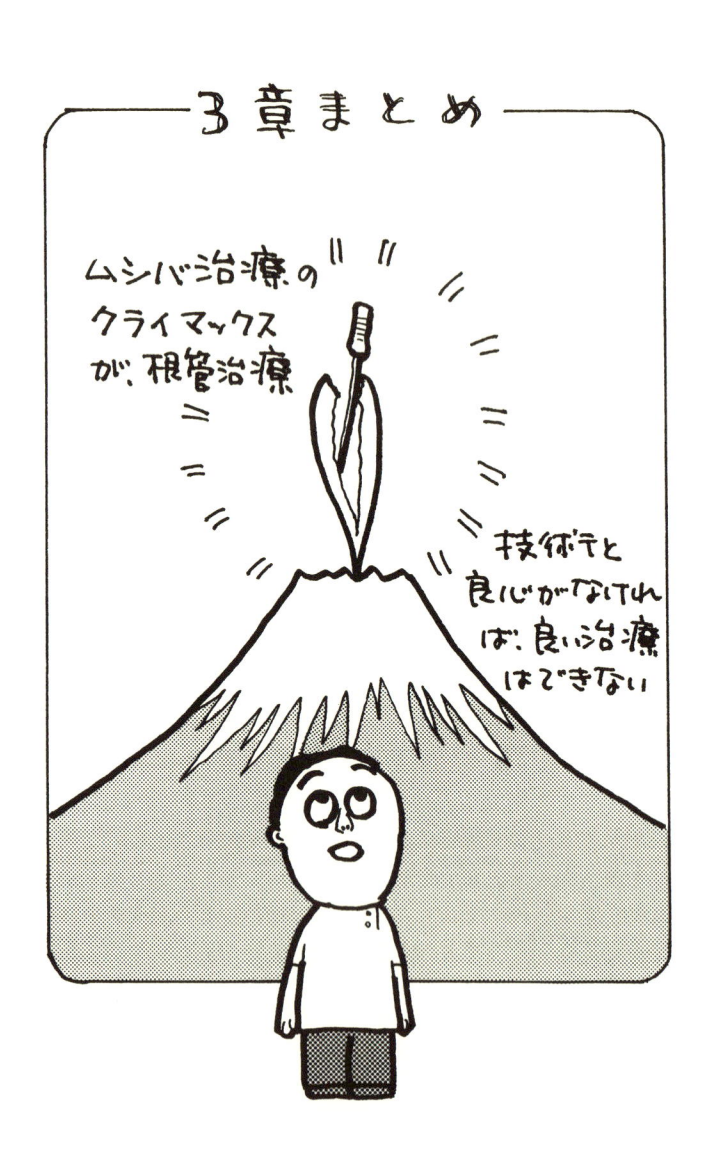

ムシバ治療のクライマックスが、根管治療

技術と良心がなければ、良い治療はできない

第4章
良い補綴物と悪い補綴物の見分け方
（クラウン・ブリッジ・義歯）

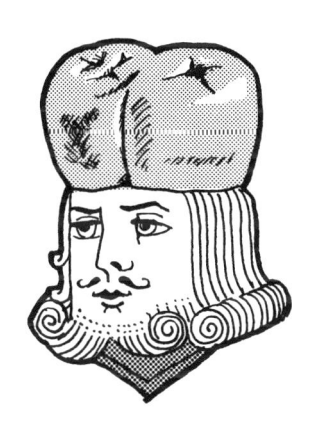

（1）良いクラウン・悪いクラウンの見分け方

　ムシバが大きくなるとアマルガムやインレーなどの充填という処置では不適当となります。また、前章で述べた根管治療を行った歯（無髄歯）は、枯れ木のように少し割れやすくなるので、充填より被せるという方法をとったほうが長持ちします。被せるものは、歯の外側からタガをはめたように働くので外側性（全体的に被せるタイプ）の補綴物と言い、この歯冠部に外側性に被せるものの総称をクラウンと言います。

　クラウンの種類は形態、材質、方法などによりいくつもの種類がありますが、主に次の三つに分類されます。

①アンレー
　　歯冠のほとんどの部分は被せられ、歯質の一部（審美性の要求される頰側、唇側）が残っているもの。材質は主にメタルが用いられるがポーセレン（セラミック）もある。

②クラウン
　　歯冠部全体に被せたもの。材質はメタル、メタルボンド、セラミックなどがある。

③前装冠
　　金属で被せ、審美性の求められる頰側、唇側にポーセレンや硬質レジンを焼き付けたもの（主に前歯や小臼歯に用いられる）。

　クラウンの良いか悪いかのチェックポイントは、次の三点です。

①クラウンと歯の継ぎ目はぴったり合っているか
　　クラウンと歯の継ぎ目（マージンと呼ぶ）がぴったり適合しているか目でよく観察する。次につま楊枝などでマージン部を探り、すき間や段がないか確かめる。すき間があればムシバが再発する。

②隣の歯との接触部(コンタクト)は適当か
　　確かめ方はフロスシルクを上下に通過させ、かなり抵抗があって通過するのが適度な接触。緩いと食べ物がはさまり、ムシバや歯周病の原因となる。

③咬み合わせは大丈夫か
　　咬合調整（咬み合わせの調整）が精密にしてあるか否かチェックをする。まずクラウンを入れてから、咬みやすいか否か、更に肩凝り、首凝り、頭痛などが出ていないかチェックして下さい。咬みにくかったり、不快症状出現は咬合調整不良の証拠。咬合調整不良だと、歯周病になったり、歯根破折、顎偏位症といわれる不快症状を起こすこともある。

　では次に、良い例と悪い例の写真をご覧下さい。【写真⑯】は良いクラウンの例です。適合は極めて精密で、咬合調整も正しく、フロスを通してみるとコンタクトの強さも良好です。

　一方、【写真⑰】は悪い例です。使用金属は高価なものですが、一目で形態が不自然でコンタクトも合っていないことが分かります。マージンも肉眼で分かるほど大きなすき間があり、クラ

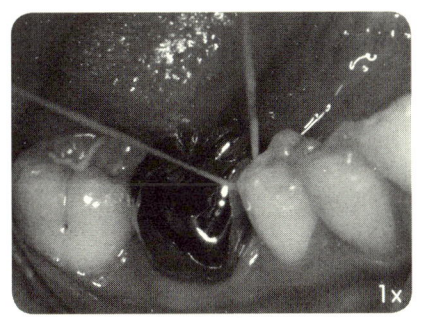

【写真⑯】良いクラウン。マージンはピッタリ合っている。咬み合わせも正しく、フロスを隣の歯との接触部に通してみると、コンタクトの状態も良好。

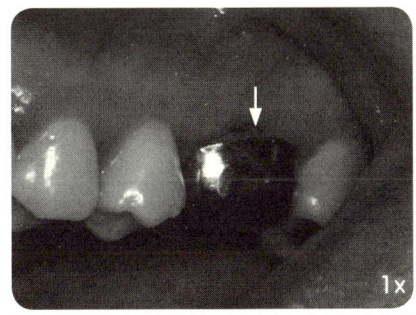

【写真⑰】悪いクラウン（矢印）。白金加金を使った高価だが最悪のクラウン。天然歯の形態にはほど遠く、マージン、咬合、コンタクトとも全てでたらめ。

ウンを除去してみると、無惨にも歯が腐ってしまい悪臭を発していました。咬み合わせもまったくでたらめで、これでよく食事をしてきたなあというのが実感です。このように咬合関係などに知識がないままクラウンを入れている歯科医がほとんどなのです。

どこか一部に欠点があるのではなく、マージン、コンタクト、咬合の3大チェックポイント全て不良なクラウンが入れられているという現状をご理解いただきたいと思います。

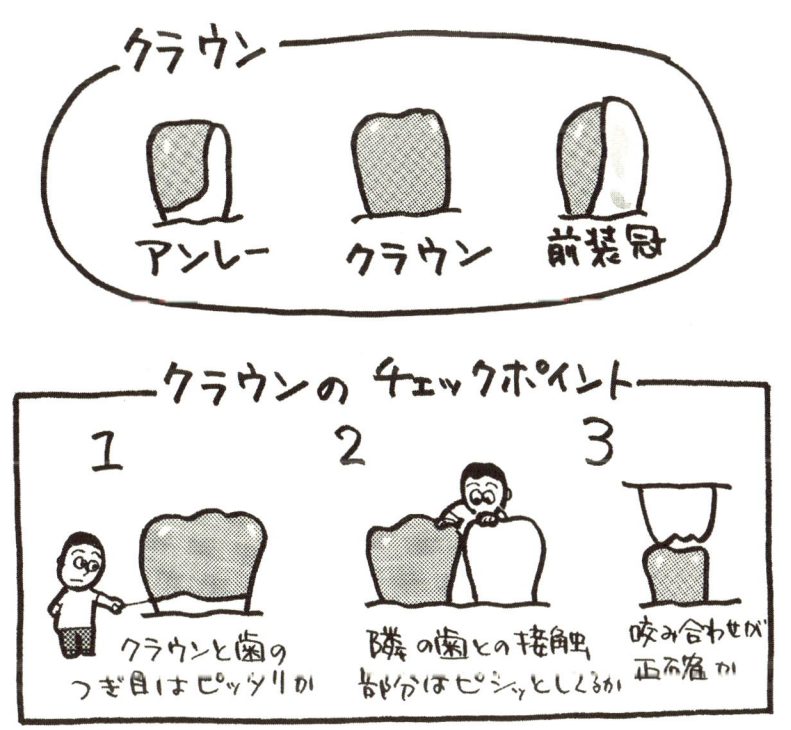

クラウン
- アンレー
- クラウン
- 前装冠

クラウンのチェックポイント

1. クラウンと歯のつぎ目はピッタリか
2. 隣の歯との接触部分はピシッとしてくるか
3. 咬み合わせが正確か

第4章　良い補綴物と悪い補綴物の見分け方

(2) 良いブリッジ・悪いブリッジの見分け方

　ブリッジとは、【図⑪】に示したように、抜歯して欠損となった部分にその前後の歯を橋脚のように支台として掛けたその名のとおり、接着式の橋です。前後の歯にアンレーやクラウンを被せ、欠損部分（ダミー）も連結して入れます。ダミーを支える歯を支台歯と呼びますが、支台歯は生活歯の場合と、根管治療を行い、鋳造したメタルコアで補強してから用いる場合があります。

　クラウンの場合と同様マージン、コンタクト、咬合調整が精密で完全に行われていることが不可欠です。欠損歯にかかる咬合力も支台歯が受けるため、クラウンの場合より更に精密な咬合調整が必要となります。

　良いブリッジの条件は次のような内容です
① ダミーが咬合力によってたわまない形態、厚さに設計されていること。
② クラウンとダミーをロー着といって、溶かした金属で溶接したように連結して作る場合は、ロー着面積が十分で強固にできていること。
③ ダミー下部がブラッシングしやすい形態に設計されていること。
④ ブリッジが、全体の咬合平面におさまっていること。抜歯したまま長期間放置すると対合歯（咬み合う歯）が突き出してくる。そのままブリッ

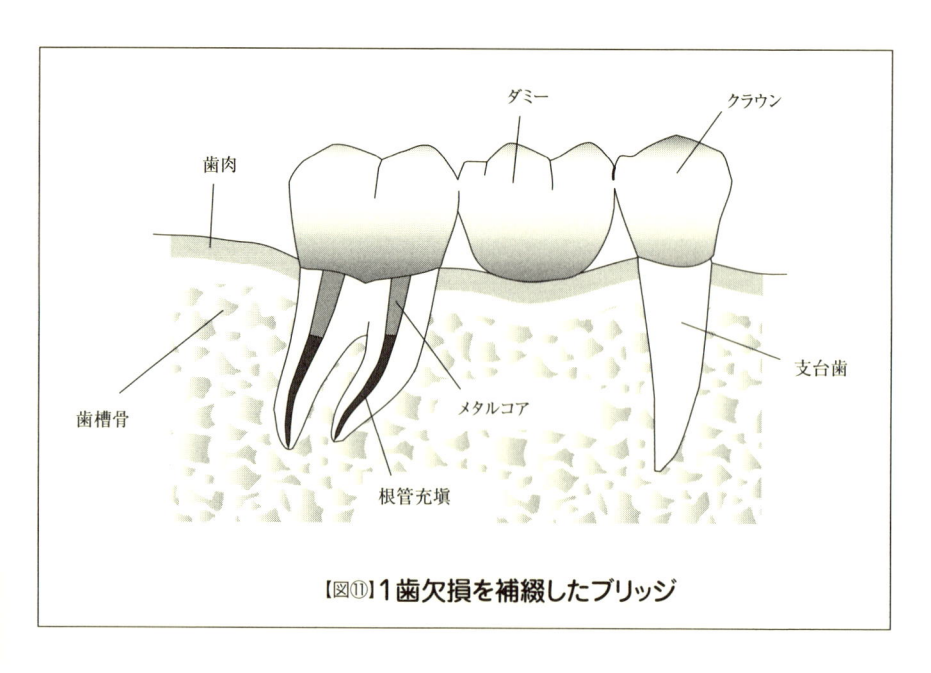

【図⑪】1歯欠損を補綴したブリッジ

ジをつくると、ダミー部だけ凹んだブリッジとなり、支台歯に異常な咬合力がかかり、ダメになりやすい。
⑤欠損部が多すぎる場合、ダミー部が長すぎる無理な設計になっていないこと。このような場合は、インプラントで補強したほうが良い。

ブリッジは、欠損歯の分まで支台歯が咬合力を受けるので、咬合調整が悪いと支台歯に無理な力がかかるため、歯周病になってグラグラ動揺してしまっている例や、歯根破折してしまっている例もあります。

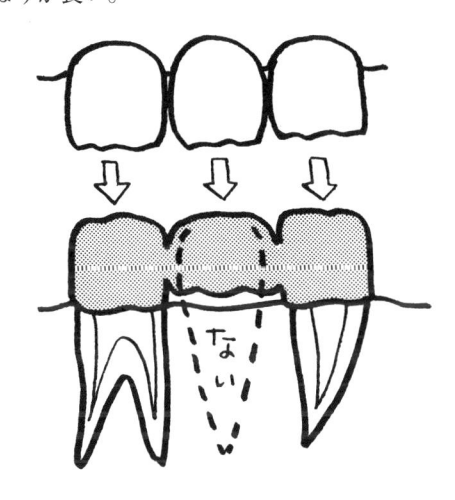

3本にかかる力を2本で受けるので、細心の調整が必要

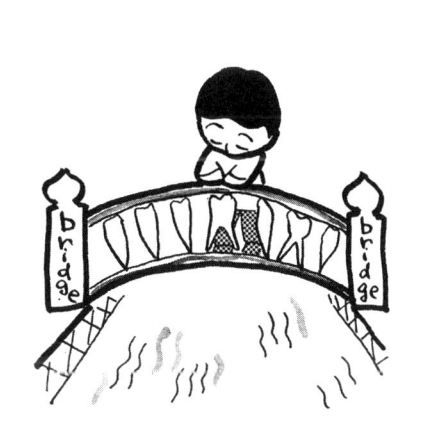

ここまで、ムシバができてからどのような治療を行えばよいのか、そして正しく治療が行われているかどうかのチェックポイントを述べてきました。粗悪治療が多く行われている結果は、皆さんが実感しているとおり治療した歯からダメになり、歯を失ってしまうという事実からご理解いただけると思います。

多くの歯を失った場合、取りはずし式の入れ歯になってしまうことがありますが、次に義歯について説明します。

（3）床義歯
　（取りはずし式入れ歯）について

　ブリッジは橋義歯と言われ、入れ歯のことを一般的には床義歯と言います。ブリッジは咬合圧を隣在の支台歯で受ける方法ですが、床義歯はあごの粘膜で受けます。その力を受けるために、レジンというプラスチックでできたピンク色をした義歯床がつきます。

　床義歯には、部分床義歯（【写真⑱】を参照。何本か残存歯があり、ブリッジにするには欠損部が大きいケース）と、全部床義歯（自分の歯が1本も残っていないケース、総義歯）があります。細かい説明は省略しますが、良悪の見分け方のポイントを列記します。

①歯とクラスプの間にすき間はないか
　（部分床義歯の場合）
　　すき間があると安定が悪く脱落や動揺しやすい。

②鉤歯を連結しないままクラスプがかけてあったり、孤立歯にクラスプがかかっていないか（部分床義歯の場合）
　【写真⑲】をご覧下さい。残存歯にクラスプがかけてあるが、これでは鉤歯の歯槽骨が溶けてしまう。また隣の歯から離れてポツンと残っている孤立歯にクラスプをかけるとグラグラしやすい。

③食べものがよく咬めるか
　よく咬めない、または左右どちらかでしか咬めないのは咬合が悪い証拠。

④天然歯に似ているか
　人工歯が天然歯に似た形態をしていないで、平らだったり、のっぺりしているのは咬合が考えられていない証拠。

⑤痛みはないか
　咬むと痛くて食事ができないのは、床と粘膜の調整が不完全か、咬合調整が不完全な証拠。顎堤粘膜が傷ついている。

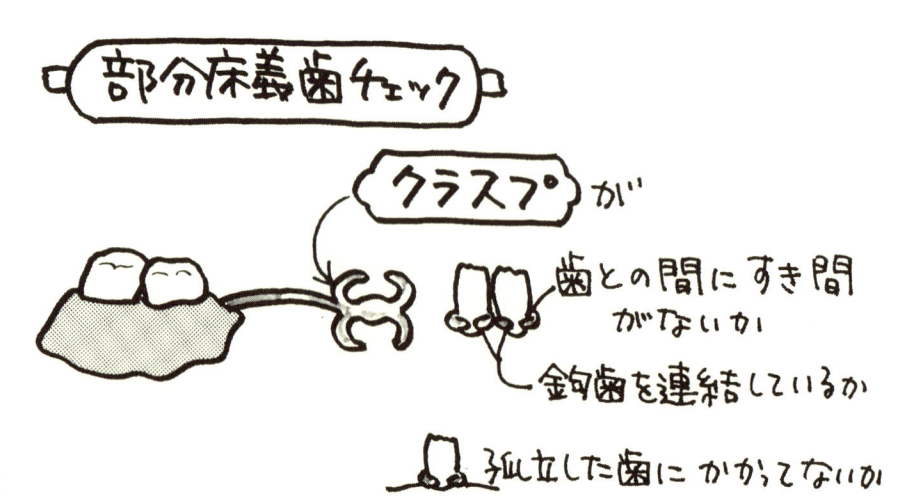

　　　　部分床義歯チェック

　　クラスプ が
　　　　　　歯との間にすき間
　　　　　　　がないか
　　　　　　鉤歯を連結しているか
　　　　　　孤立した歯にかかってないか

⑥入れ歯を入れると人相が変わらないか
　　口唇の周囲にしわができたり、前歯が前突になりすぎたり、逆に内側に入りすぎるのも良くない。
⑦食事や会話の時に入れ歯がはずれないか
　　特に部分床義歯ではずれる場合は粗悪品。
⑧話をすると臼歯が当たって、カチカチ音がしないか
　　不自然に当たる場所があると、衝突音がする。

　患者さんが入れ歯をイヤだと感じる要因は、入れ歯が動揺する、咬めない、床が大きすぎたり厚かったりして邪魔になる、の三つです。この三つの欠点のない入れ歯は良い入れ歯と言えるでしょう。

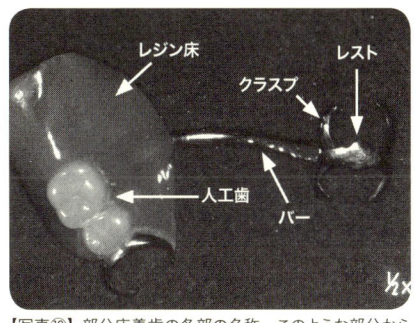

【写真⑱】部分床義歯の各部の名称。このような部分からできている。

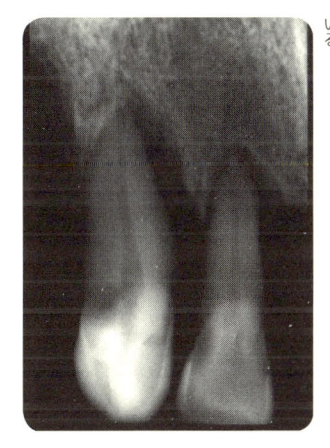

【写真⑲】連結しない歯にクラスプをかけると動揺してしまう。X線写真を撮ってみると歯槽骨が溶けてしまっている。

全部床義歯チェック

- よく咬めるか
- 入れ歯をすると、人相が変わらないか
- 天然歯に似ているか
- はずれやすくないか
- 痛くないか
- 話をするとカチカチ音がしないか

第4章　良い補綴物と悪い補綴物の見分け方

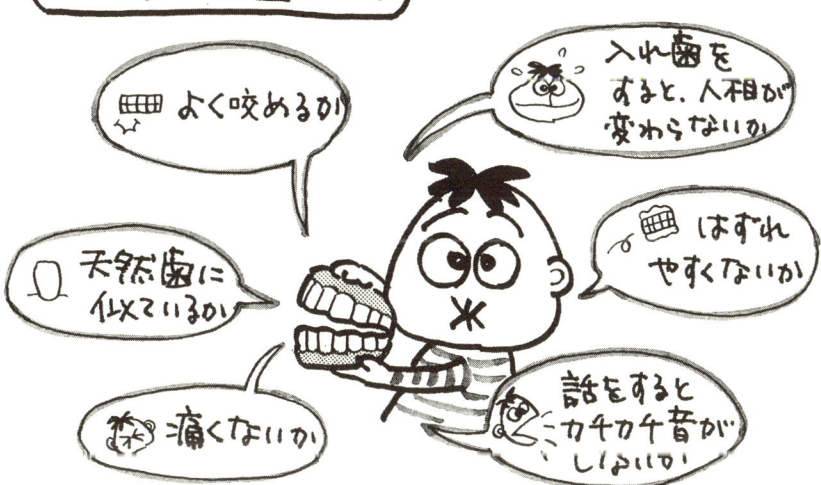

◇粗悪義歯の治療例と当院で製作した義歯の治療例

さて、次に実際に粗悪な義歯を入れられた患者さんの例をご覧いただきたいと思います。Hさんは、咬むと痛くて食事ができないので義歯を作り直したいということで来院されました。上下とも総義歯が入っていますが、【写真⑳】を見ると上下の義歯が正しく咬み合わず下顎が右（向かって左）にずれています。適合も咬み合わせもまったく理解していない先生が作ったのでしょう。これでは何も咬めませんが、そればかりではなく、下顎位が右に偏位する（ずれる）と、体の重心が狂い、【写真㉑】のように姿勢が歪んでしまいます。首が右に傾き、肩も右が著しく下がっています。この結果、肩凝り、首凝り、頭痛、目の疲れ、脚が痛い、腕が上らないなど、全身的に極めて苦しい症状が現れています。

この苦痛な症状が、粗悪な義歯のせいとは本人も思っていませんでしたが、当院で正しく作り直すと全ての症状が消えました。正しい義歯が入れられているケースが稀なのが現状で、残念です。

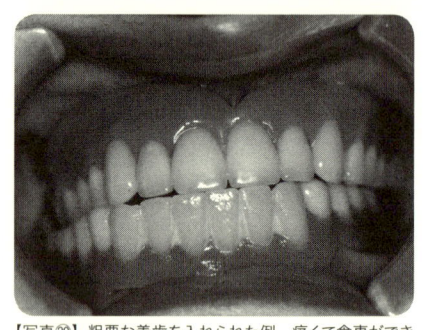

【写真⑳】粗悪な義歯を入れられた例。痛くて食事ができない。咬み合わせを見ると、下顎が右（向って左）にずれている。

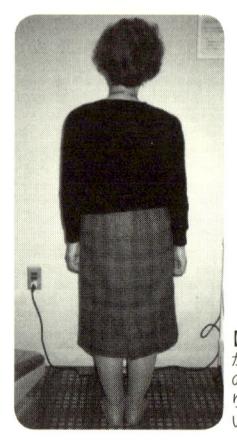

【写真㉑】首、背中、腰が驚くほど曲っている。このような姿勢の歪みにより、全身的に極めて苦しい症状が現れている。

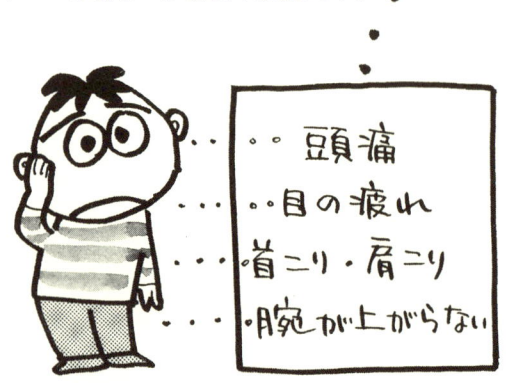

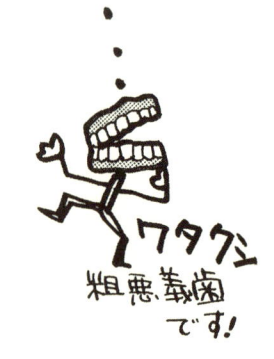

それでは、当院で製作した良い義歯をご覧下さい。良い義歯を作るための必要な手順をきちんと行えば、具合の良い義歯ができ上がります。【写真㉒】は当院で製作した総義歯を口腔内に装着したところです。ぴったりと適合し、咬合バランスも精密に作られていて安定の良い義歯です。【写真⑳】の例と比べてみて下さい。

　装着後は、ごく稀に無調整という場合もありますが、一般的には1〜2度の咬合調整などが必要となります。よくできた義歯でも、一生そのまま使えるということはありません。口腔内の条件は苛酷ですから、半年から1年に1度位は定期検診を受けるなど適切なメンテナンスが必要です。そうする事で相当長く使用することが可能となり

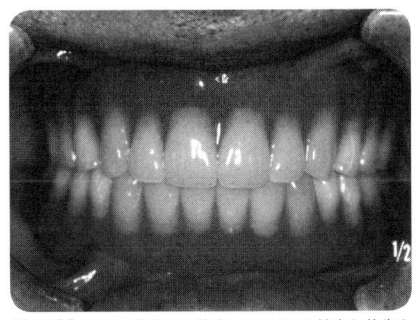

【写真㉒】当院で製作した義歯。このように精密な義歯を入れると、全身的症状が全て消える。

ます。

　最近ではインプラントの信頼性が非常に高くなっているので、特に部分床義歯の場合は、インプラントをして、クラウンブリッジで補綴を行うことをおすすめします。義歯よりも残存歯を長く残せること、そして何よりも患者さんの評価が大変高いからです。

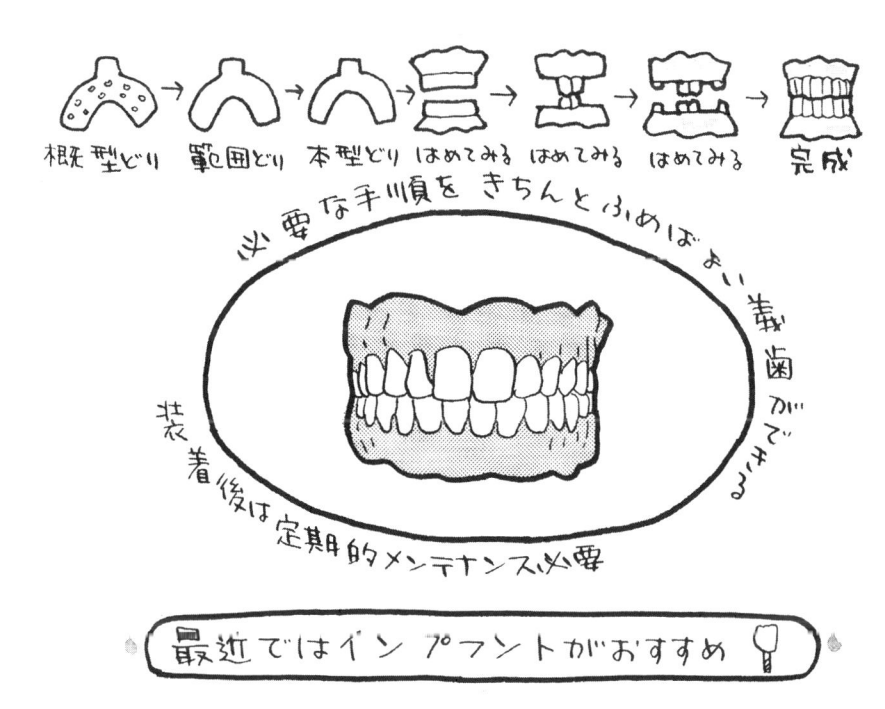

概型どり → 範囲どり → 本型どり → はめてみる → はめてみる → はめてみる → 完成

必要な手順をきちんとふめばよい義歯ができる

装着後は定期的メンテナンス必要

最近ではインプラントがおすすめ

第4章　良い補綴物と悪い補綴物の見分け方

4章まとめ

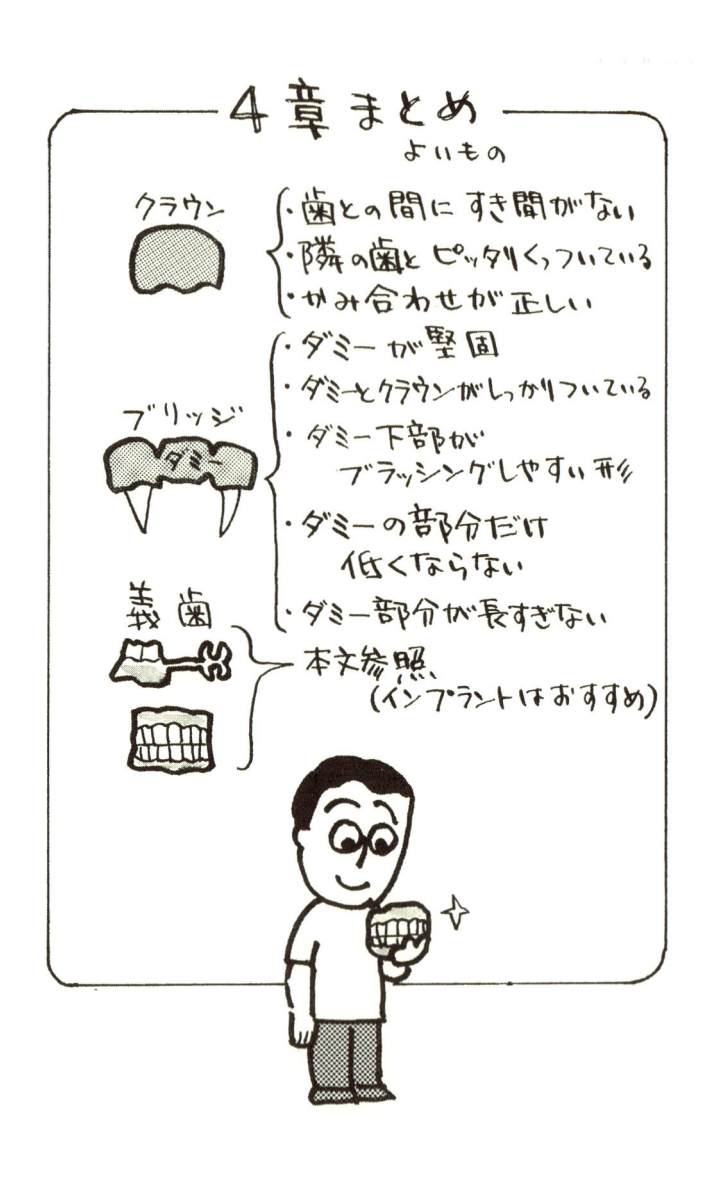

よいもの

クラウン
- 歯との間にすき間がない
- 隣の歯とピッタリくっついている
- かみ合わせが正しい

ブリッジ
- ダミーが堅固
- ダミーとクラウンがしっかりついている
- ダミー下部がブラッシングしやすい形
- ダミーの部分だけ低くならない
- ダミー部分が長すぎない

義歯
- 本文参照。
（インプラントはおすすめ）

第5章
歯周病になってしまったら

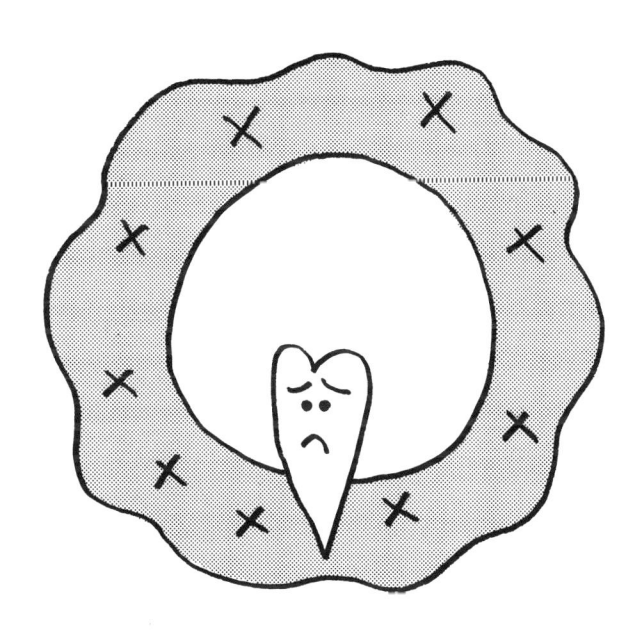

(1) 歯周病の正しい治し方

　歯周病とは、歯根をしっかりと支えている歯槽骨と呼ばれる顎骨が溶ける病気です。進行とともに歯槽骨の吸収（溶けること）が進み、グラグラ動揺し、物が咬めなくなり、最終的に歯が抜けてしまう病気です。

　歯周病は治りにくいと一般的に考えられているのは、現在の治療法が的はずれで、根本的な原因が除去できないからです。

　食生活の脱線を正し、良好な栄養バランスを取り戻すと、見違えるほど顔の色艶が良くなります。歯肉や口腔内粘膜も健康的で美しいピンク色になり、体は元気になります。

　このように、病みたい体から治りたい元気な体にUターンさせておいて、口腔内の治療を行えば、驚くほどよく治るのです。

　私の診療所には、全国から悩みに悩んだ重症の患者さんがたくさん来院します。いくつもの歯科医院をまわり、大学病院にも受診し、治療を続けても治らなかったり、抜いて総入れ歯にすると言われた患者さんたちです。このような患者さんの多くは、顔に生気もなく、土気色で病人然とした様子でやって来ます。

　私は患者さんを一瞬見ると、その人の状態が分かりますので、最初に、その患者さんが全身状態と関係のある本物の歯周病なのか、それとも咬み合わせが狂った外傷性咬合による局部的なものなのか、不良治療によるものなのかを判断し、分類して治療を行います。私の歯周病の分類の仕方を【表③】に示しますので参考にして下さい。

①口腔内の局部的原因による歯周病

　歯がグラグラし、悩んで来院する患者さんの約半数は、全身状態と関係した本当の歯周病ではなく、咬み合わせや、不良治療などが原因の局部的なものです。

　このような歯周病は、全身の抵抗力が落ちているわけではないので、口腔内に対する技術的な治療やブラッシングによって比較的簡単に治ります。

〈例1〉歯列が悪く、咬合が不自然なもの
　現代人は歯列が不正な人が多く、ギザギザ、デコボコとした歯列がよく見かけられます。上下の歯の咬合関係には厳密で繊細な法則があり、正しい部位に正しい方向で加わる力には非常に強い耐久力があります。しかし悪い方向に加わる力には弱く、すぐに骨が溶けてしまいます。このような場合は、咬合調整などにより、正しい咬合に改善し、必要があれば手術や補綴も行います。

〈例2〉不良治療が原因の場合
　不良な金属冠（クラウン）などにより、咬合が狂っていたり、根管治療が悪く排膿している例もよくあります。要は正しい治療をすれば治るのです。

【表③】主な要因別歯周病の分類

A．口腔内に主な要因のあるもの　　B．全身的要因に大きな影響を受けているもの

　a．口腔内不潔型　　　　　　　　　a．貧血・低血圧型
　b．咬合由来型　　　　　　　　　　b．高血圧・動脈硬化型
　c．その他　　　　　　　　　　　　c．糖尿病型
　　┌ Food impaction　　　　　　　 d．喫煙型
　　│ 叢生　　　　　　　　　　　　 e．慢性消化器疾患型
　　│ 歯軸傾斜　　　　　　　　　　 f．腎障害型
　　│ 不適合補綴物　　　　　　　　 g．食生活由来型
　　└ 智歯　　など　　　　　　　　 h．若年性歯周病
　　　　　　　　　　　　　　　　　 i．白己免疫、ホルモン異常型

歯周病は単一の原因のみによって起きることは稀で、実際にはこれらの要因のいくつかが重複して原因となっていると考えるべきです。

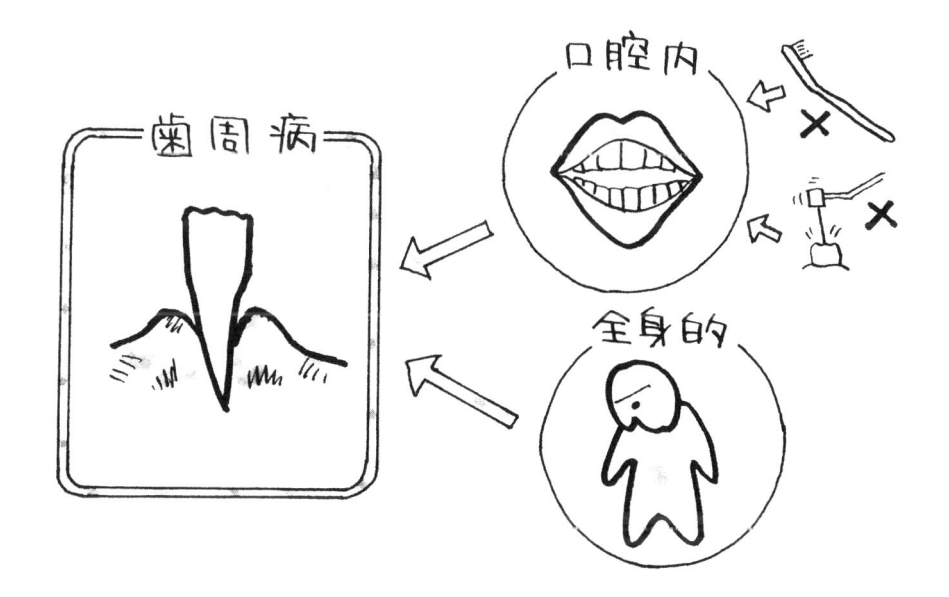

第5章　歯周病になってしまったら

②全身状態と関係する歯周病

　全身的な原因で生命力が低下し、歯周病が進行してしまった人の歯肉は、健康な人の歯肉が透明感のある美しい濃いピンク色をしているのに対し、全体的に蒼白、暗赤色、赤紫色などを呈し、生気がなく色艶が良くありません。顔や爪の色艶も歯肉と同じ特徴を示しています。

　この場合は、食生活を改善することを基本として、全身的疾患を治して抵抗力の向上を図ることが重要です。

　ヘビースモーカーはこれを改善したり、糖尿病などすでに疾患のある人にはそれらの治療も行わなければなりません。特に食生活の改善は大きな効果を発揮し、本人もあきらめかけていた重症の歯周病も驚くほどよく治ります。ここで実例を示して説明します。

〈28歳男性・Sさん　義歯の危機から生還〉

　Sさんは東京で働くビジネスマンです。この若さで上顎をすべて抜歯し、総義歯にすると大学病院で言われたそうです。土気色で艶のない顔、暗い目など、相当調子が悪そうです。一目で食生活が脱線した全身状態と関係のある歯周病だと分かります。

　口腔内を見ると、全ての歯がグラグラ動揺し、歯肉は暗赤色にぶよぶよと腫れています。レントゲンを撮ってみると、ほとんどの歯の歯根の先端付近まで骨が溶けて消失しています。

　体調も極めて悪く、肩凝り、下痢、風邪を引きやすく、疲労感、視力低下、低血圧などが見られました。体調不良の背景にあるものは食生活の脱線です。外食が多く、コーラや缶コーヒーなどを毎日飲み、インスタント食品も多く食べています。Sさんの初診時の食事内容（【表④】）と、私の指導を受け、改善後の食事内容（【表⑤】）を比較して下さい。

　初診時には、外食中心のため脂肪や砂糖が多く、野菜、海藻、小魚が不足しています。改善後は3分づき米を食べるようになったので、ビタミンBも十分摂取し、野菜、海藻、小魚を毎日食べているので、他のビタミンやミネラル、食物繊維も十分です。

　食事の改善により、Sさんの全身状態は大変よくなりました。肩凝り、胃もたれ、下痢が治り、風邪を引かなくなり、疲れにくくなりました。起きた時の体調も良くなりました。

　このように全身の体調を向上させておいてから、私は通常の歯周病治療（ブラッシングや歯石除去、手術、補綴など）を行いました。Sさんの場合、歯並びが悪かったので矯正治療も行いました。【写真㉔】が治療終了後の状態です。初診時の【写真㉓】と比べてみると同じ人とは思えないほどの変化です。

　現在の歯周病学もすべてが正しいとは限りません。生体の生命力の低下という根本的な問題に気づかないまま、小手先の対処がまだ行われているのです。

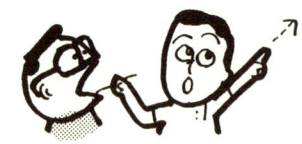

【表④】Sさん（28歳・男性）の初診時の食内容
（1990.8.11）

　学生時代からビジネスマンへと長期間にわたり、食事の混乱が続いている。

- 主食‥‥白米、菓子パン
- 小魚‥‥週に2回くらい
- 海藻‥‥週に3回くらい
- 野菜‥‥外食の野菜いためやサラダで毎日
- 肉‥‥‥週に1～2回（野菜炒めで）
- 魚‥‥‥週に1回くらい
- 卵‥‥‥週に1～2個
- 牛乳‥‥1日300～400cc
- 嗜好品‥コーヒーを毎日1～2杯
　　　　缶コーヒー毎日2本、
　　　　ビール1リットル
　　　　タバコ2年前まで1日に40本

※大学時代食生活混乱
　（朝）食べない
　（昼）学食、外食〈油もの〉、食べないときもある
　（夜）外食、コーラや缶コーヒーを毎日2本
　　　　夜食にインスタントラーメン

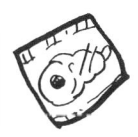

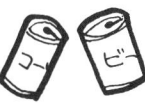

【表⑤】改善されたSさんの食事内容
（1993.6.8　2年10ヵ月後）

- 主食‥‥‥‥‥三分づき米
- 小魚、海藻‥‥毎日
- 野菜‥‥‥‥‥毎食（緑黄色野菜はとくに気をつけて）
- きのこ類‥‥‥味噌汁で毎日
- 肉、魚‥‥‥‥それぞれ週に3～4回
　　　　　　　（肉の量を半分の100gに）
- 大豆製品‥‥‥以前より増やす
- 牛乳‥‥‥‥‥低温殺菌牛乳にする（200cc）
- ゴマ‥‥‥‥‥毎日スプーン1杯
- ジュース類‥‥缶コーヒー、炭酸飲料をやめる
- 浄水器を使用（アルカリイオン水）
- 奥さんが「良い歯の会」に参加後、昼食がお弁当になる

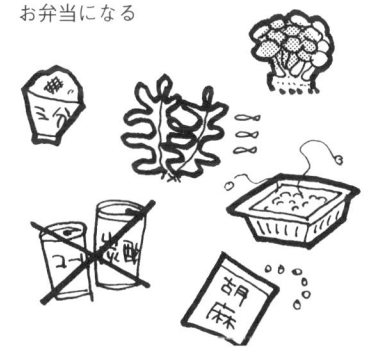

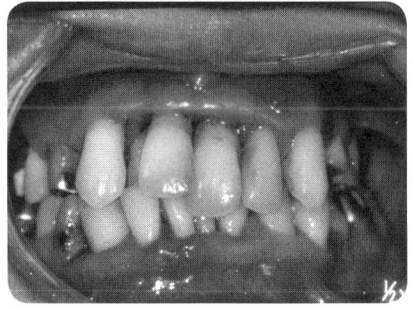

【写真㉓】Sさん（28歳、ビジネスマン）の初診時の状態。食生活由来型歯周病の代表例。口腔内の治療だけでは治りにくいケース。

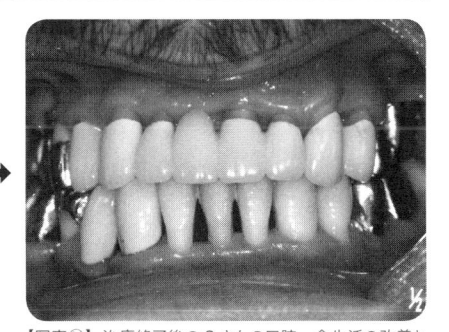

【写真㉔】治療終了後のSさんの口腔。食生活の改善と正しい治療によって総入れ歯の危機から免れる。

第5章　歯周病になってしまったら

（2）歯周病治療の結果 次々治る花粉症

歯周病治療をした結果、ひどい花粉症が治ったと患者さんから報告され、最初は驚きました。

歯周病で体も弱そうな奥さんを、優しいご主人が連れてきました。よほど困っていたらしく、遠く九州からの来院でした。何本かの歯がグラグラしていて、どこで治療を受けても治らないと悩んでいましたが、話を聞いてみると全身性エリトマトーデスという難病で、もう治らないと二つの大病院から宣告されているという話でした。

前述のような基本に沿って食事指導を行いながら、歯周病の治療をしました。確かに歯周病は進行していましたが、私にとってはあまり難しい程度ではなく、歯は順調に治りました。

もう15年も経過しますが、その後一回も問題は起きていません。

エリトマトーデスがあると聞いたので、私は特に徹底した食事指導をこの患者さんに行いました。ことによると、この難病も治るかもしれない、と思ったからです。

化学物質を含んだ食品を可能な限り摂らないように注意してもらい、さらに体内の化学物質を排出させるため、有機農法の緑黄色野菜をたくさん食べてもらうように指導しました。小松菜やケールの野菜ジュースも飲んでもらいました。

患者さんは徹底して努力してくれ、水道水から塩素を除去する浄水器も使いました。

この結果、奥さんの全身性エリトマトーデスも治りました。肝機能も最悪で、もうあまり生きられないと担当医に言われていたのがウソのように元気になり、ステロイドの服用も不要になりました。

これを喜んで報告してくれるご主人が、実は自分もひどかった花粉症が治り、便秘も水虫も治ったと言うのです。花粉症の季節には、ティッシュの箱を持って歩かなければ仕事にもならなかったのが、まったく治ってしまったと言うのです。

その後同様な例が相次ぎ、歯の治療ではなく、花粉症の相談に訪れる患者さんも時々現れるようになりました。今は、食事指導と咬合調整で、花粉症は必ず治ると思っています。

歯周病について詳しく知りたい方は、拙著『ほんとうは治る防げる歯槽膿漏』『新しい歯周病の治し方』（共に農文協刊）をご覧下さい。

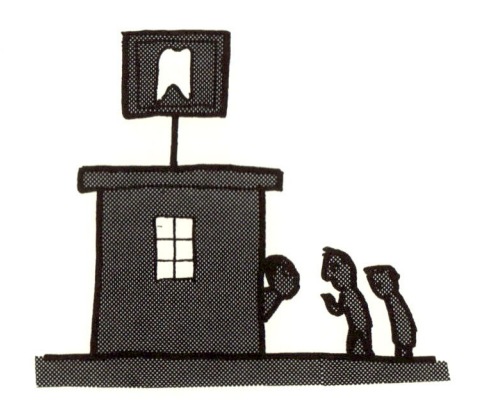

歯周病予防・改善のための食事指導で…

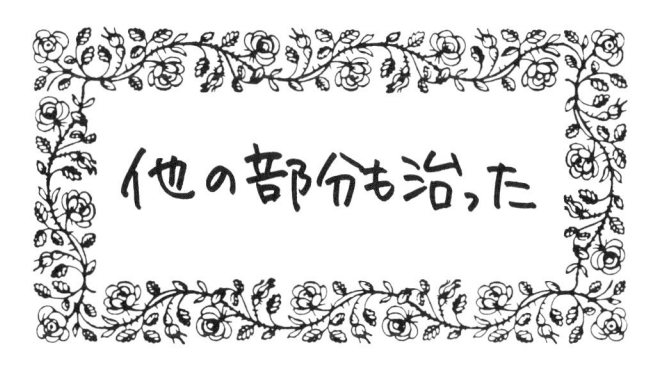

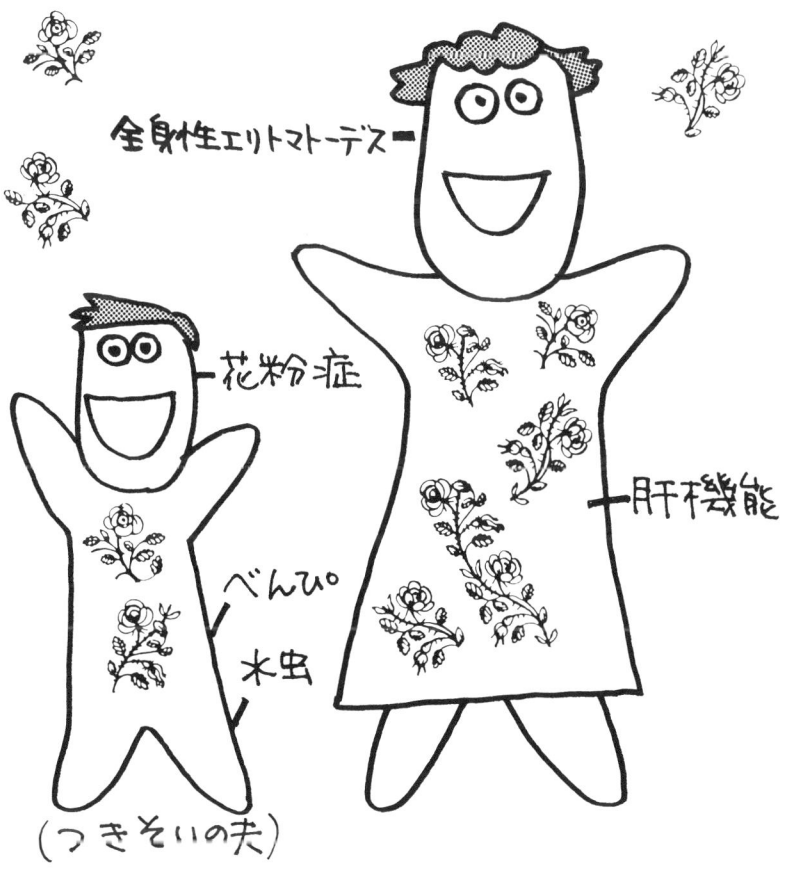

他の部分も治った

全身性エリトマトーデス

花粉症

べんぴ

水虫

肝機能

(つきそいの夫)

第5章 歯周病になってしまったら

5章まとめ

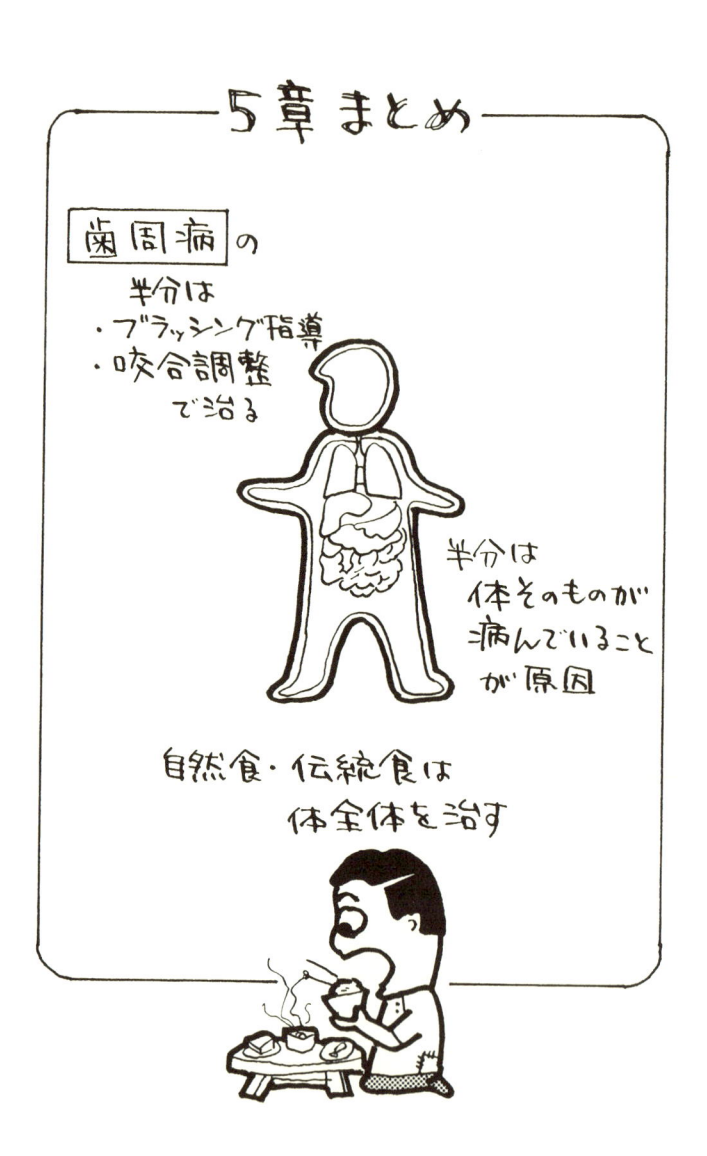

歯周病 の
半分は
・ブラッシング指導
・咬合調整
で治る

半分は
体そのものが
病んでいること
が原因

自然食・伝統食は
体全体を治す

第6章
不正咬合と矯正

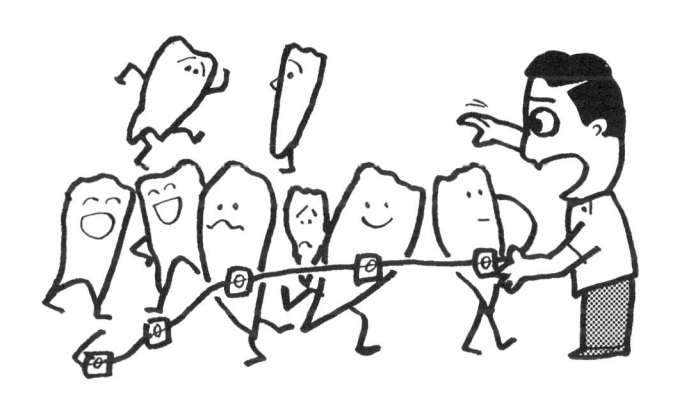

執筆：丸橋裕子

(1) 悪い歯並びは矯正治療で治す

　現代人が硬いものを食べなくなったため顎骨が小さくなり、その結果【写真㉕】のような不正咬合の子供が増加しています。それは急増と表現するしかありません。人類学的に見れば、通常人体の進化や退化という変化は何万年とか何十万年の単位で比較されるものなのです。院長が小学校の校医になったのは約30年前ですが、そのころの子供たちの歯列はこんなに乱れてはいませんでした。検診で矯正治療が必要とされる子供は少数でした。それが20年後には良い歯並びの子供を見つけるのが困難になってしまったのです。

　不正咬合を放置するといろいろな問題が起こってきます。まず良く咬めませんし、歯磨きがしにくいためムシバや歯周病になりやすくなります。下顎

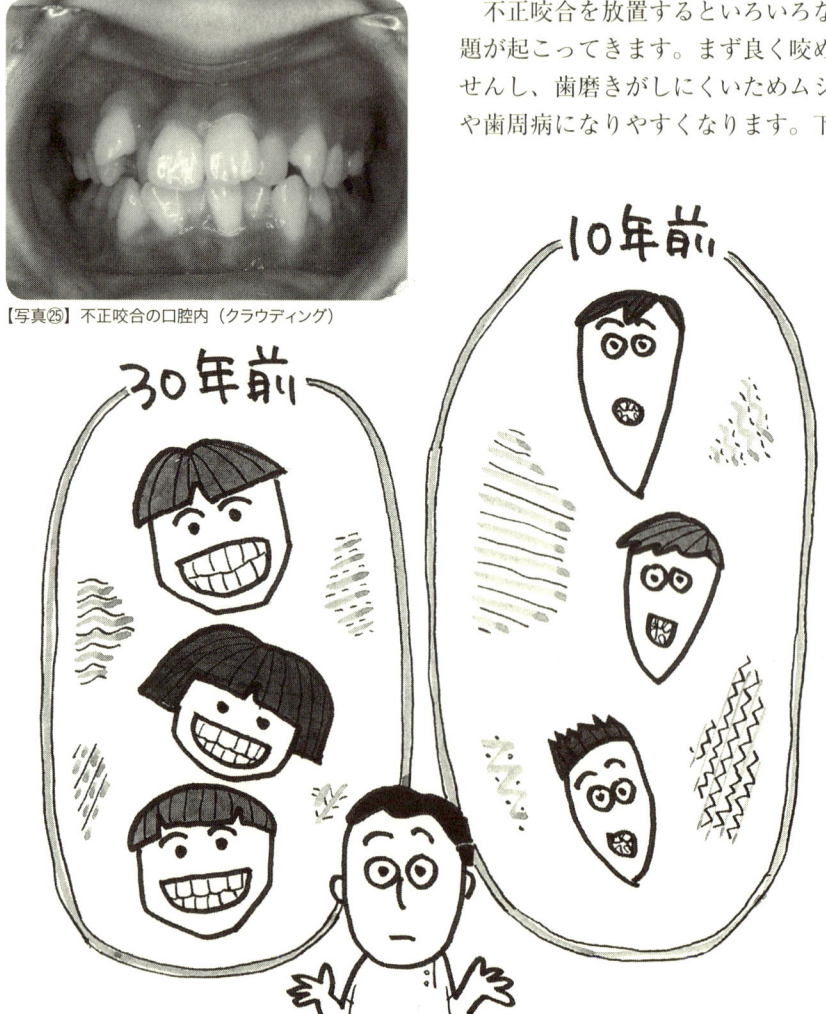

【写真㉕】不正咬合の口腔内（クラウディング）

の偏位を引き起こし、顎関節の障害やさまざまな体調の不良が出てきます。審美性が悪いための劣等感など心理的な悪影響も大きいものです。日本人の活動が国際的になっていますが、欧米では不正咬合のまま矯正をしないと、きちんとした就職や結婚にも差しつかえるという現状があるため、ビジネスや留学にも支障が出てきます。

学校検診で不正咬合がチェックされるようになり、少子化と経済力の高まりとも相まって矯正治療の必要性への認識がとても高まっています。

では矯正治療とはどんな治療なのか、不正咬合にはどんな種類があり、いつ治療をすればいいのかについてお話していきましょう。

矯正治療はいろいろな矯正装置を使いながら歯を健康な状態のまま良い位置に移動させたり、顎を正しい位置に誘導して正しい咬み合わせを確立していく治療です。

不正咬合には、①クラウディング（叢生）、②反対咬合、③上顎前突、④オープンバイト（開咬）、⑤顎偏位などがあり、それぞれ治療の適期があります。

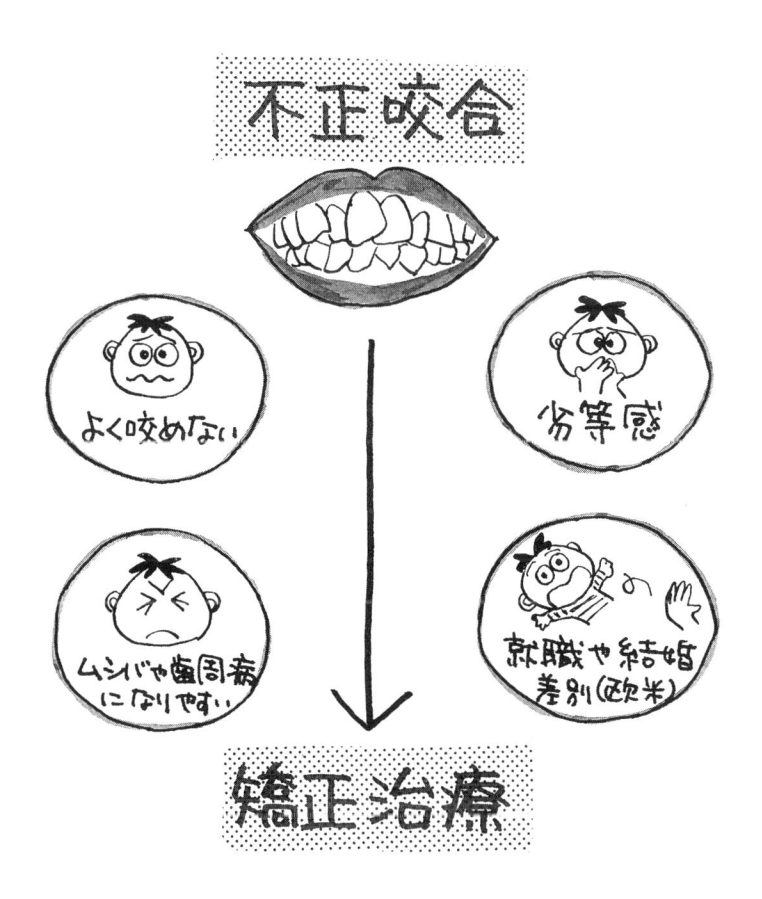

①クラウディング（叢生）

　上顎と下顎の大きさや位置には不調和がなく、顎の大きさと歯牙の大きさの総和に不調和がある場合で、全部の歯がきちんと揃うスペースが足りないために、でこぼこと乱れた歯列です。

　不調和が小さければ抜歯をせずに歯列の大きさを拡大して整えます。不調和が大きい場合は抜歯をして（一般的には第1小臼歯を4本抜歯）、そのスペースを利用して正しい歯列に揃えます。この治療はマルチブラケットといって各々の歯にブラケットを接着し、そのブラケットの溝にワイヤーのアーチを組み込んで、ゴムで引いたりバネで押したりしながら歯を正しい位置へ動かす方法で行います【写真㉖】。ブラケットにはメタルのものと審美性の良いプラスチックやセラミックのものがあります【写真㉗】。舌側から行うリンガルブラケットもあります【写真㉘】。

　各歯牙によって最適な力を持続的にかけると歯が萌えてくる時のように健康な状態のまま歯牙が移動していきます。この時、歯根の周囲では、歯根膜が圧迫された側では破骨細胞が歯槽骨を溶かし、引っ張られた部分では骨芽

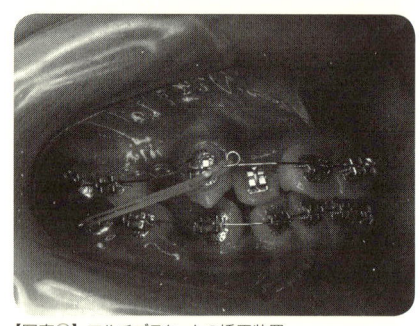

【写真㉖】　マルチブラケットの矯正装置

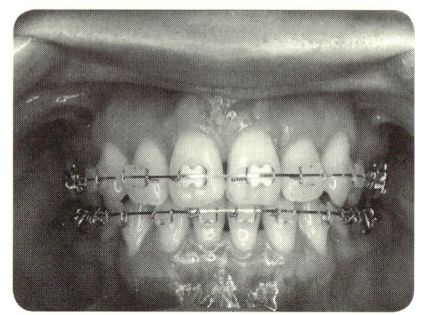

【写真㉗】　審美性の良いセラミックブラケット

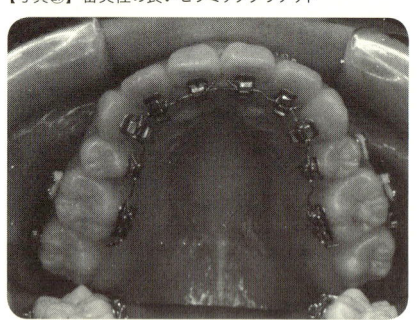

【写真㉘】　舌側から行うリンガルブラケット

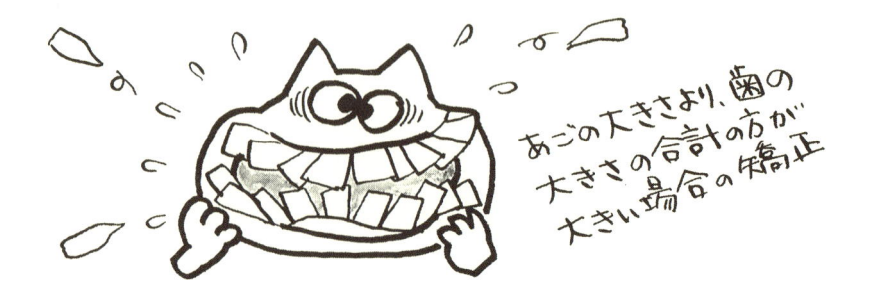

あごの大きさより、歯の大きさの合計の方が大きい場合の矯正

細胞が骨を造るという作業が行われています【図⑫】。

　矯正治療はこの生理的な働きを待ちながら進めなければなりませんから治療期間がかかります。1カ月に一度程度のチェックを繰り返して約2年程かかります。外観上はきれいにでき上がった歯列も、前述したような理由で歯根の周囲はまだ不安定です。この後、保定装置によってギプスのように歯を正しい位置に保持しておかねばなりません。保定装置には取りはずしができる床装置や固定式のワイヤーを接着する方法があります。保定の確実性や患者さんの負担が少ないことから、私は固定式のものが優れていると考えています【写真㉙】。保定期間は2年程取ります。この間に歯を支える歯槽骨がしっかりでき上がり、舌や周囲の筋肉も新しい状態に適応します。

　普通クラウディングの矯正治療は、抜歯症例は永久歯列になり思春期の成長が落ち着いてから（男子中3〜高1、女子中2ごろ）開始します。非抜歯の場合はまだ乳歯が残っている小学校中学年〜高学年のころから歯列の拡大を誘導していきます。

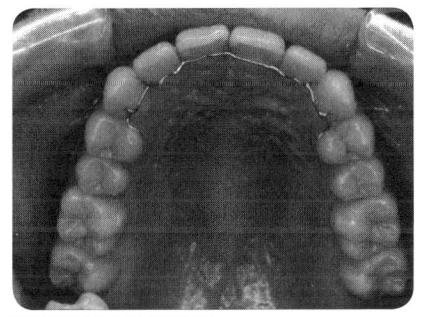

【写真㉙】固定式の保定装置

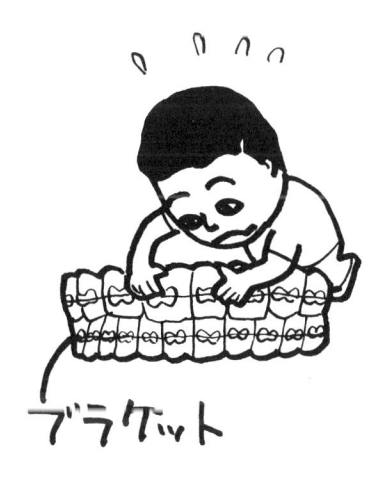

【図⑫】矯正治療によって歯の動くしくみ

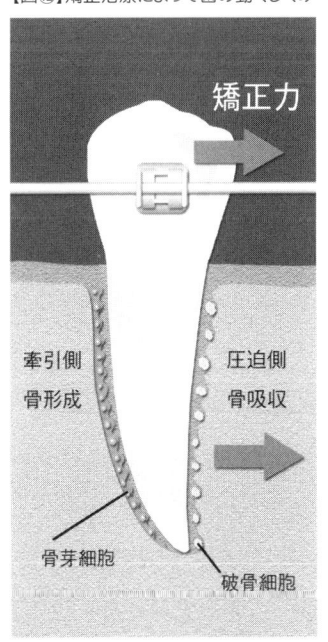

第6章　不正咬合と矯正

②反対咬合

反対咬合には遺伝的要素の大きい骨格型のものと、歯の萌出時の早期接触による障害から生じる機能的なものがあります【写真㉚、㉛】。機能的な反対咬合は下顎が本来咬み込むべき位置よりも無理に前方に誘導されていますから、早期に治療することによって比較的簡単に治ります。そのまま放置すると、その位置のまま反対咬合ができ上がってしまったり、大人になっても長く顎の不調に悩むことになってしまいます。これは矯正治療を直接手がけない歯科医にも、是非考慮に入れて子供たちの咬み合わせに注意していただきたいポイントです。

反対咬合はなるべく早期に見つける必要がありますが、実際に矯正治療を開始するのは4歳くらいになり治療の目的を理解し、治療に協力できるようになってからです。機能的な反対咬合は一般的に永久前歯の萌出する小学校

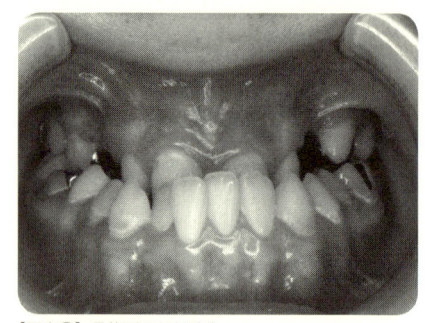

【写真㉚】骨格型の反対咬合

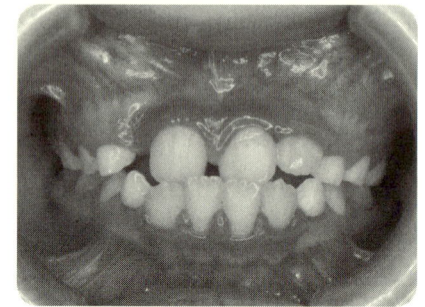

【写真㉛】機能的な反対咬合

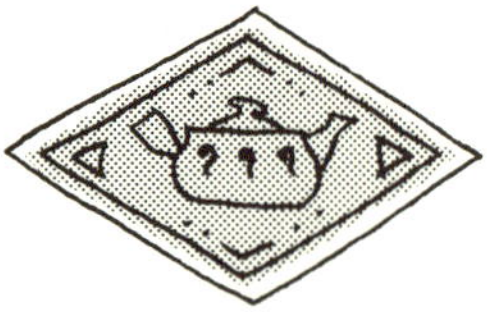

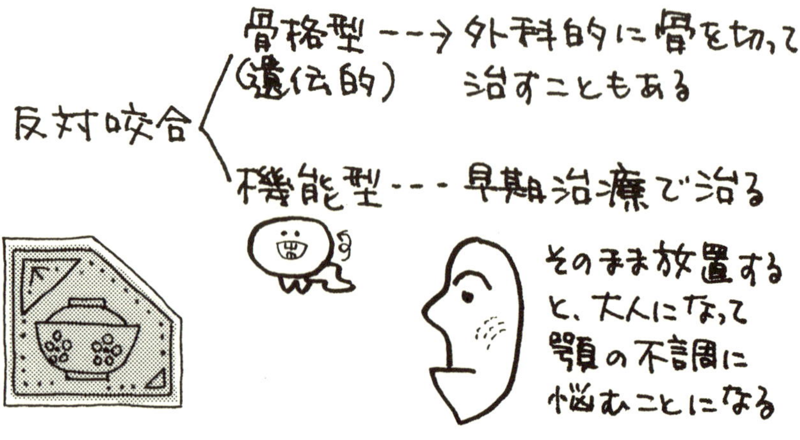

低学年のころに行います。上顎のリンガルアーチと下顎のバイトプレートがよく用いられます【写真㉜、㉝】。

子供の歯の萌えかわりは乳歯列から、6歳臼歯の萌出が始まり、前歯の萌出、側方歯群（犬歯や小臼歯）の萌出と続いて小学校高学年ころに $\frac{6+6}{6+6}$（上下顎の第1大臼歯まで全部で24本）までの永久歯列ができ上がります。そこまでの顎の変化は緩やかです。思春期に入り身長の伸びが急激になる時期に下顎骨も大きくなります。上顎骨も咬合を介して調和して発育していきますが、反対咬合のままだったり、一度反対咬合の治療をしておいても下顎骨の伸びが著しいと、反対咬合がひどくなったり、反対咬合が再び発現したりします。これは後戻りとは区別しなければなりません。

ですから反対咬合の治療は早期に行う第一期治療と、思春期成長後の第二期治療に分けて行います。骨格型の程度がひどい場合は外科的に骨を切って治す外科矯正が必要になります。

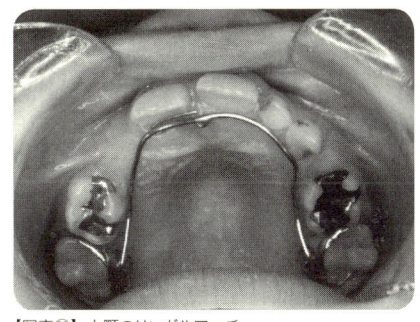

【写真㉜】上顎のリンガルアーチ

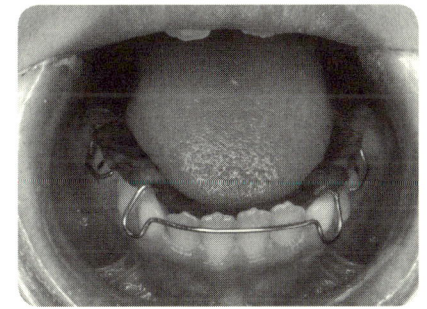

【写真㉝】下顎のバイトプレート

第6章　不正咬合と矯正

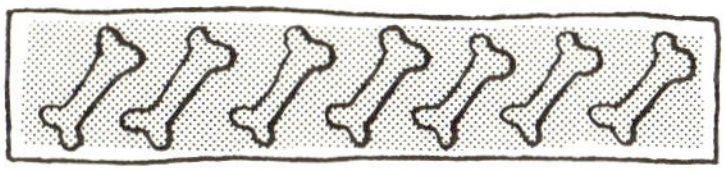

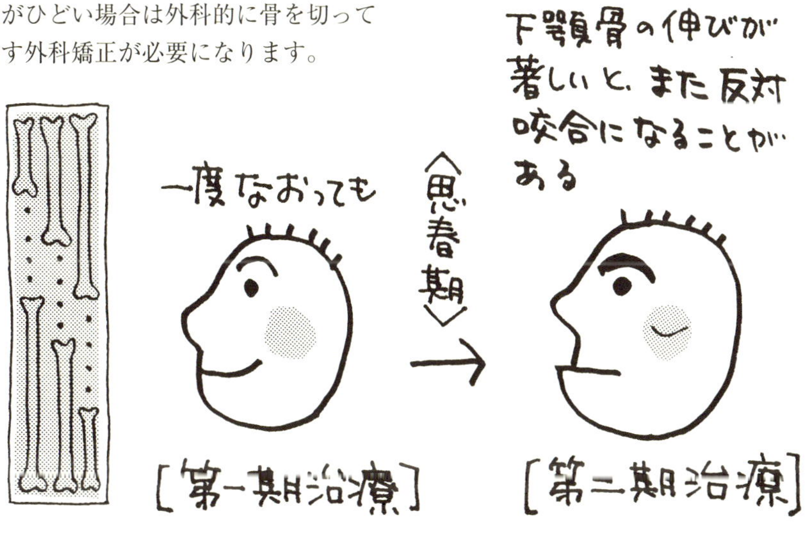

③上顎前突

　上顎前突は遺伝的なものの他、指しゃぶりなどの悪習慣によって起こります。指しゃぶりは3歳くらいまでに止めさせる必要があります。上顎前突は下顎が本来の位置よりも後退したままに押えられている場合が多くあります。早い時期に下顎を前方に誘導して上顎と下顎の良い関係を確立してやると、その後の問題をずっと少なくすることができます。

　【写真㉞】の状態のまま放置したら、大人になってから歯周病や顎偏位による体調不良に悩むことになったでしょう。【写真㉟】のように正しい位置関係に治しておけば、あとはクラウディングの改善だけです。

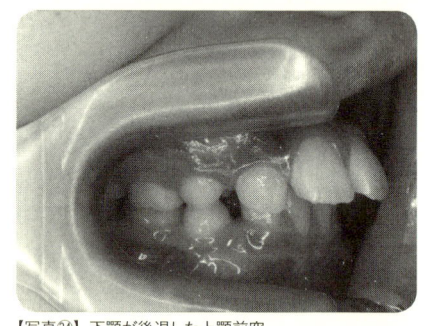

【写真㉞】下顎が後退した上顎前突

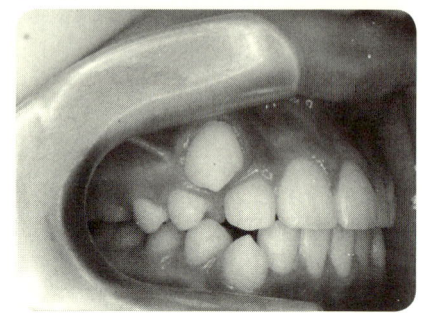

【写真㉟】写真㉞を正しい下顎の位置に治したところ

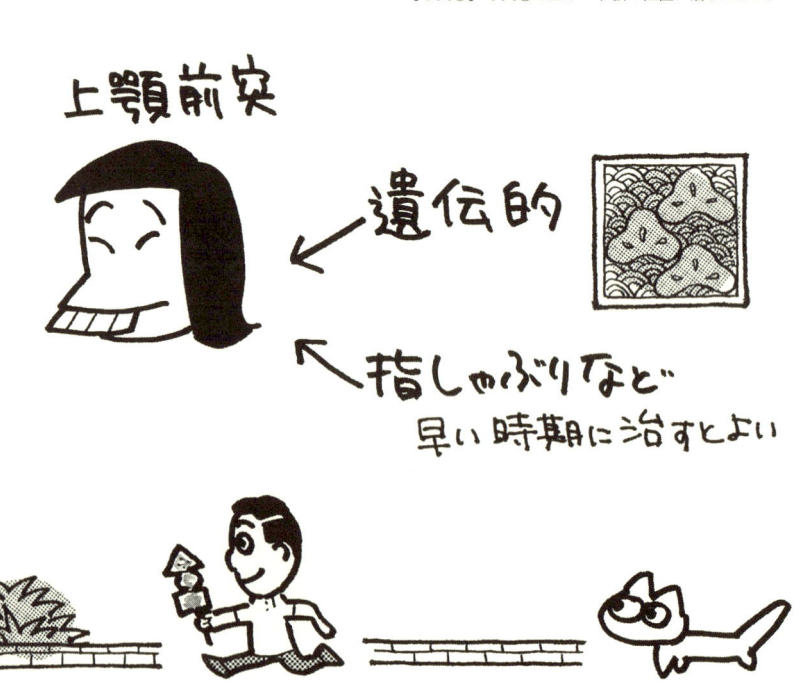

上顎前突
←遺伝的
←指しゃぶりなど
早い時期に治すとよい

④オープンバイト（開咬）

　オープンバイトは舌の大きさの異常や、異常な舌癖などに起因するものと、下顎第2大臼歯が、埋伏している親知らずによって押されるために起こる下顎の後方への回転によって引き起こされるものがあります。

　舌が関係している場合は後戻りしやすく、完全に治療することはなかなか難しいのですが、後方回転によるものは驚く程よくなります【写真㊱、㊲】。

　現代の人は顎が小さくなっているため親知らずが前方に傾いて埋伏していることがとても多いので、このような不正を起こしてしまう前に抜歯するのが賢明です。

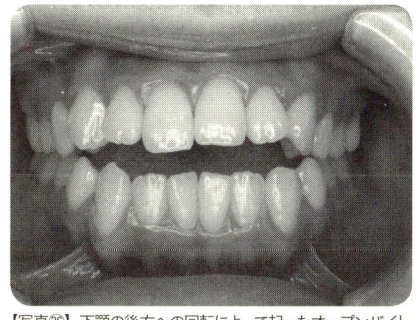

【写真㊱】下顎の後方への回転によって起ったオープンバイト

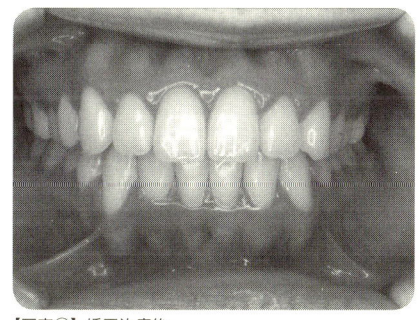

【写真㊲】矯正治療後

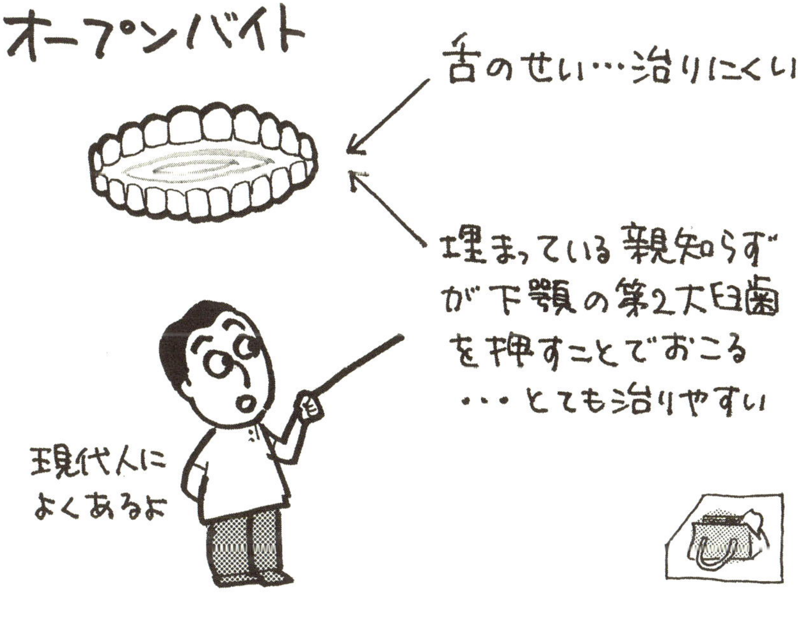

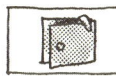

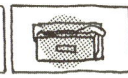

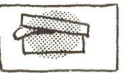

オープンバイト

舌のせい…治りにくい

埋まっている親知らずが下顎の第2大臼歯を押すことでおこる…とても治りやすい

現代人によくあるよ

第6章　不正咬合と矯正

⑤ 顎偏位

　これは今まで述べてきた不正咬合と複合する問題ですが、現代人は骨格的にも筋力的にも退化してきているため、多くの問題を引き起こしています。成長期の子供たちが顎偏位を起こさないよう早期に改善していく必要があります。成人になってからの顎偏位は矯正治療だけでは問題を解決することができないことも多く、咬合治療とタイアップした治療が必要になってきます。

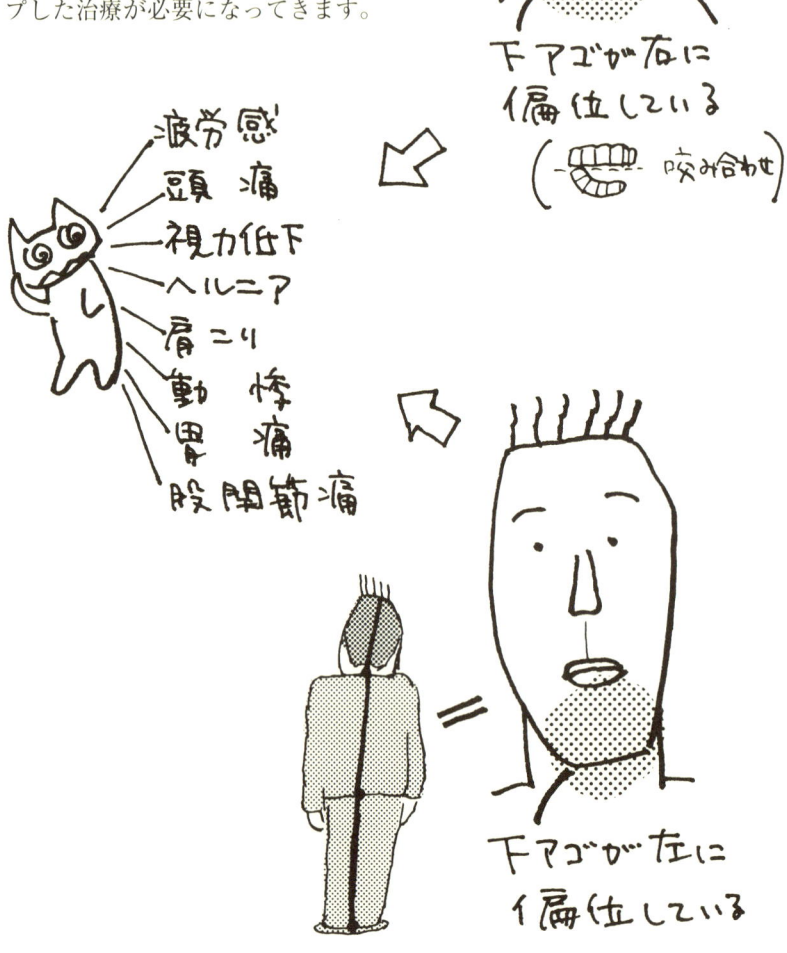

下アゴが左に偏位している（咬み合わせ）

疲労感
頭痛
視力低下
ヘルニア
肩こり
動悸
胃痛
股関節痛

下アゴが左に偏位している

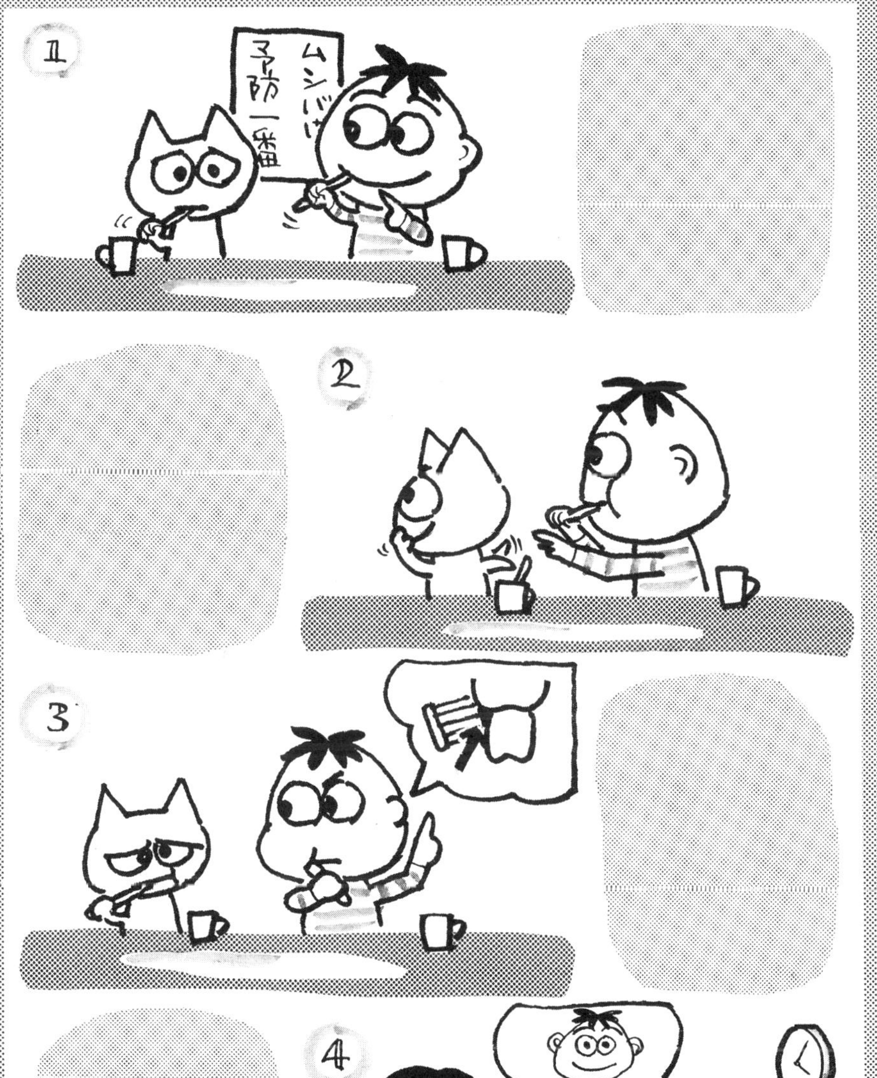

1
ムシバ
予防一番
2
3
4
予約

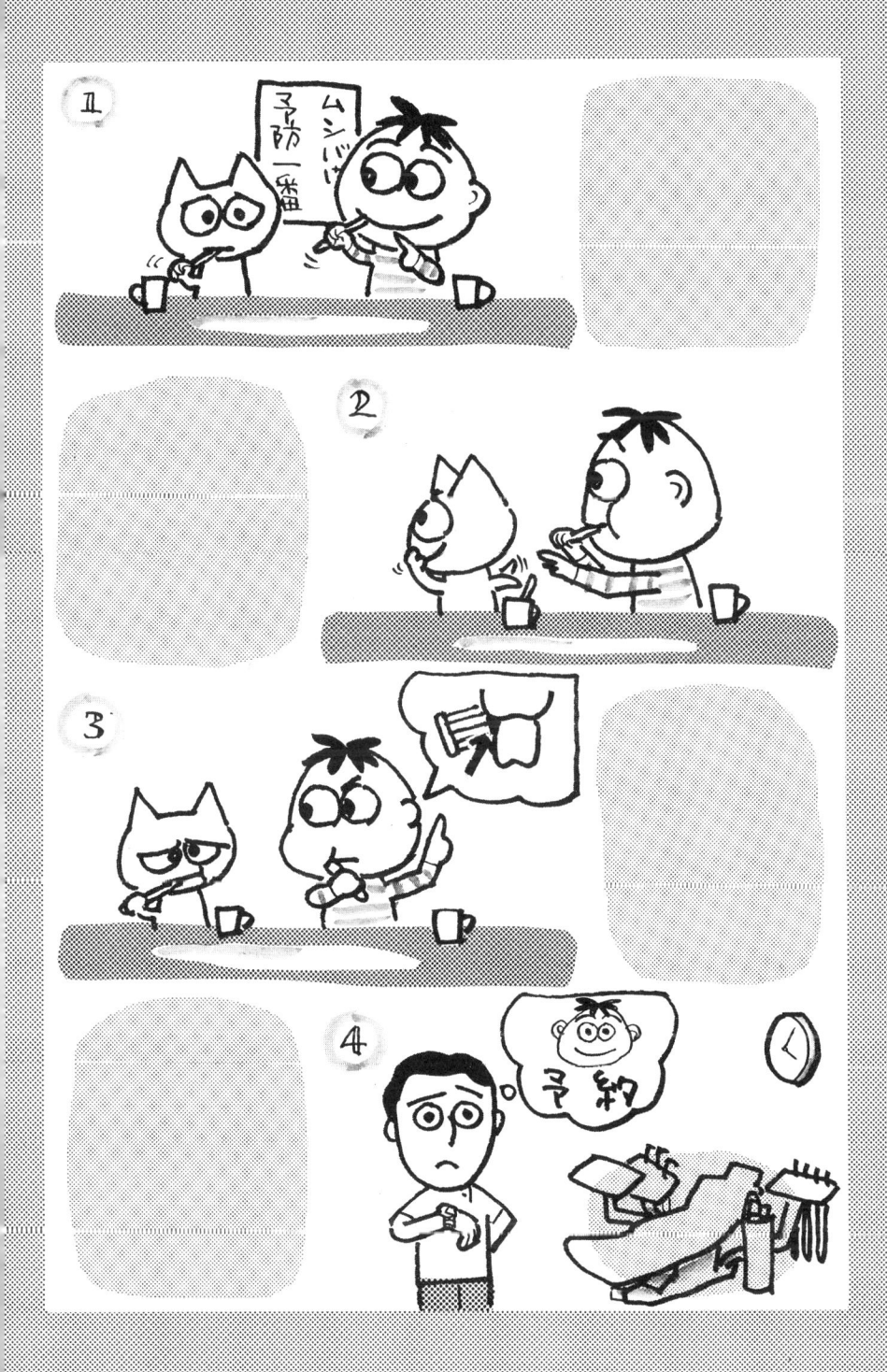

（2）咬合治療とタイアップした矯正治療

　顎の偏位による体調不良のため来院される患者さんはとても多く、咬合治療がその改善に力を発揮しています。しかし不正咬合を抱えたまま咬合治療をしても限界があり、また逆に顎偏位したまま矯正治療を進めていってもなかなか本来の位置に治していくことが困難であったりします。咬合治療と矯正治療が協力し合って総合的な治療をすることによって良い治療結果を得ることができます。

　【写真㊳、㊴】の女性は下顎が大きく右へ偏位しています。これだけの偏位があると一般的には外科矯正の適応症と判断されます。しかし、顎が本来の位置よりも偏位していることを考慮に入れずに下顎の変形症としてのみの外科矯正を受けると、見た目はよくなっても顎偏位からくる体調の不良はそのまま温存してしまうことになります。

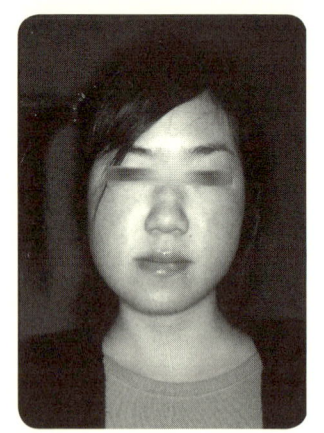

【写真㊳】下顎が右に偏位し首が左に傾いている

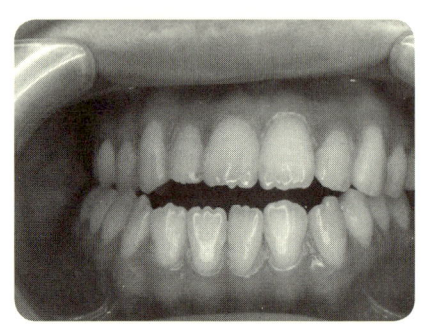

【写真㊴】下顎が大きく右へ偏位している

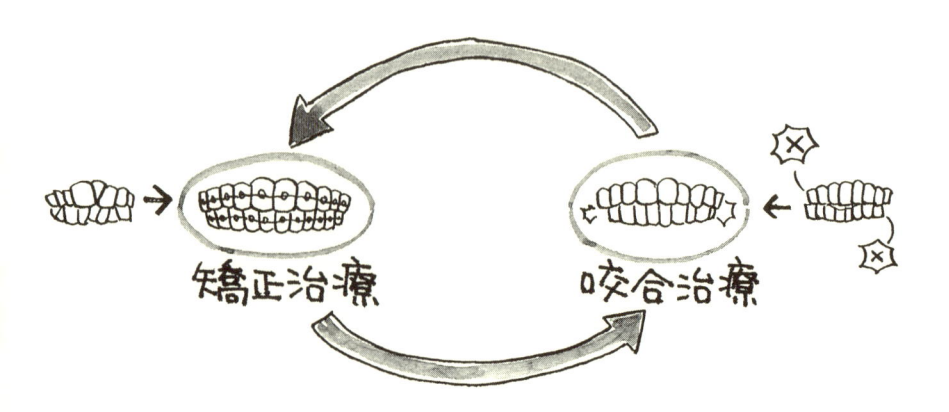

咬合治療によって下顎を本来の位置に正したうえで矯正治療を行う必要があります。【写真㊵、㊶】は咬合治療によって顎位を正したところ、【写真㊷】は矯正の動的治療が終了したところです。臼歯部はこれから補綴によって精密な咬合を仕上げます。

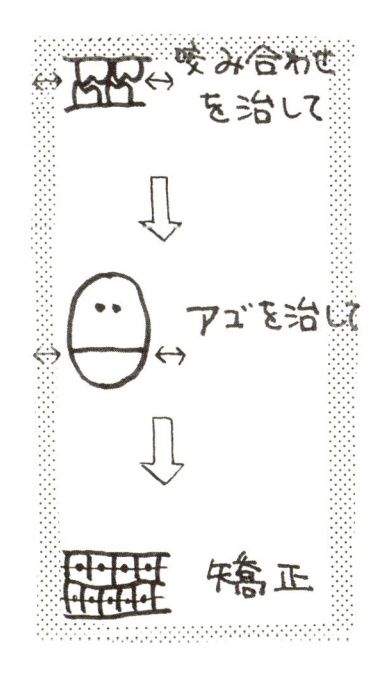

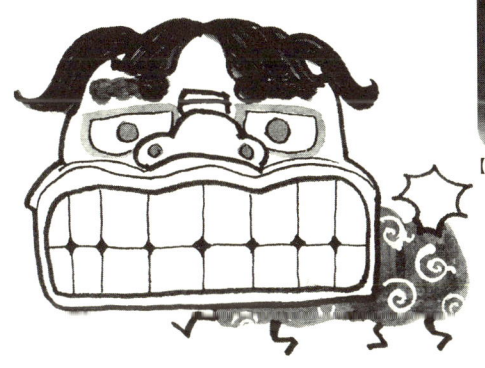

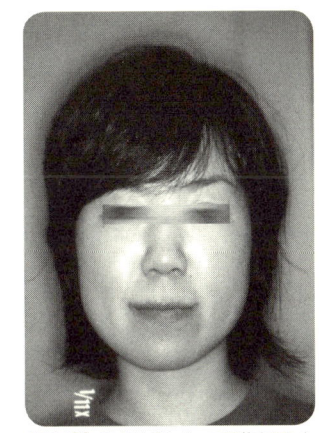

【写真㊵】咬合治療によって顎位を正したところ

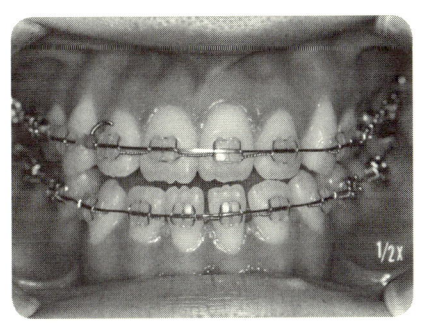

【写真㊶】顎偏位を正して臼歯部を仮補綴したところ

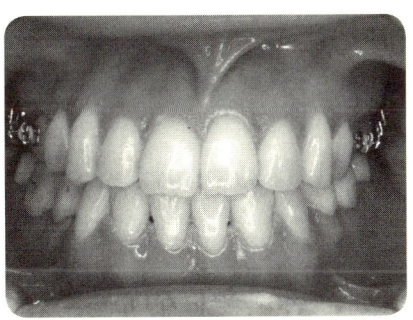

【写真㊷】矯正の動的治療の終了したところ

咬み合わせは大切！

第6章　不正咬合と矯正

（3）歯周病の改善や補綴の前準備のための矯正治療

　歯周病があると矯正治療はできないと思われるかもしれませんが、歯周病の改善にも大きな力を持っています。歯周病のため傾いたり、すき間が開いたりした歯を正しく整え保定することによって歯周病が治ります。もちろん正しい食事や歯磨きが大切ですが、歯周病よる【写真㊸】のような状態のままではどうにもなりません。矯正治療を行い、正しい管理を心がけている術後【写真㊹】は、何でも良く食べることができ健康になりました。

　正しい補綴を行う場合に、抜歯した部位の放置や歯周病による不正のため歯の傾斜が生じていると、精密な良い補綴物を入れることができません。矯正治療によって正しい位置関係に正すことによってそれが可能になります。

（4）新しい矯正治療

①インプラントを固定源に活用する

　矯正治療には歯を動かしていくための固定源が必要になります。以前は臼歯部を喪失してしまうとその固定源を確保することができず矯正治療が困難でした。臼歯部にインプラントをすることにより、咬合の確立と共に、不動の固定源として矯正治療を十全に行うことができるようになりました。

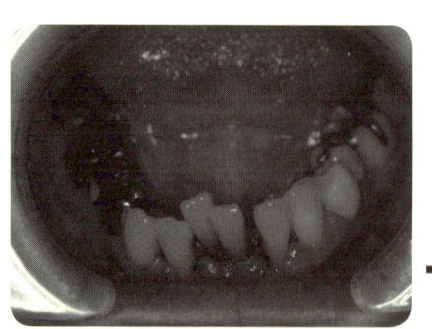

【写真㊸】歯周病のため乱れた歯列

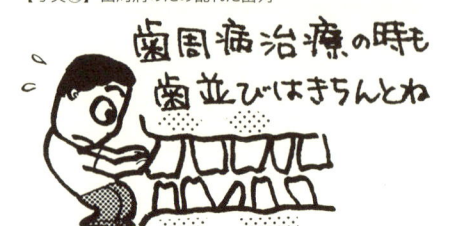

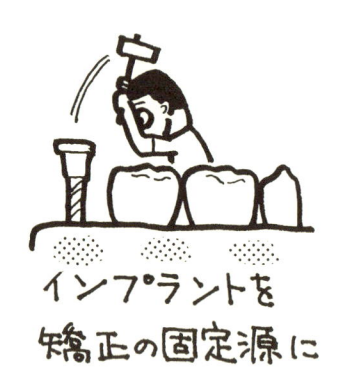

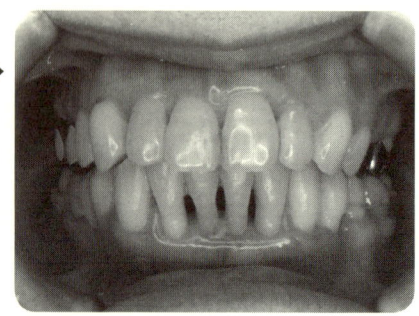

【写真㊹】術後。歯列が整い歯周病が治っている

②矯正用インプラントの出現

近年、歯槽骨に維持を求めたSAS（Skeletal Anchorrege System）という矯正用インプラントが開発され、安定した新たな固定源として力を発揮しています。SASを用いることによって、患者さんは大がかりな装置から解放され、また、外科矯正を受けなくても治せる可能性が広がってます。

【図⑬】【写真㊺】はSMAPというプレート状の矯正用インプラントです。骨の表面にネジ留めして使います。【図⑭】【写真㊻】はISAという小さなネジ状のインプラントです。

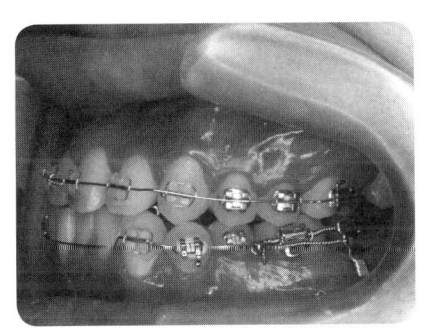

【写真㊺】SMAPを使ってるところ

【図⑬】SMAP、プレート状の矯正用インプラント

【図⑭】ISA、ネジ状の矯正用インプラント

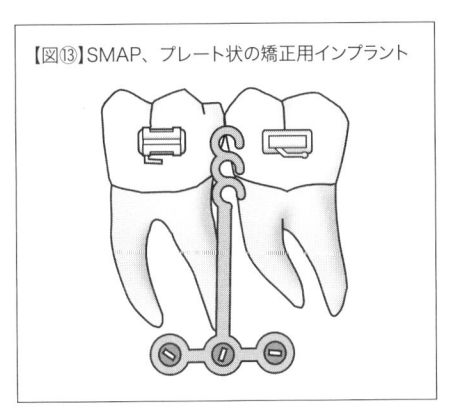

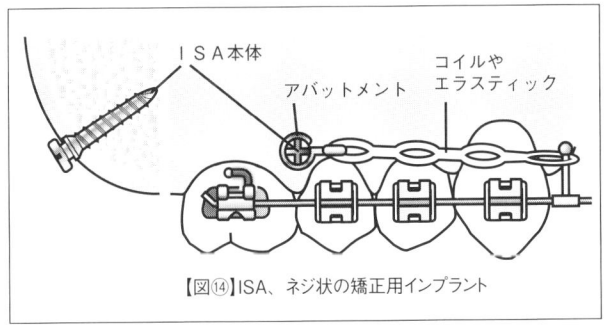

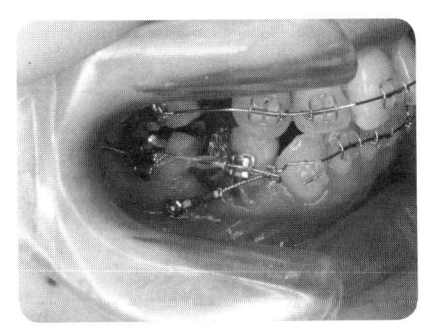

【写真㊻】ISAを使っているところ

③外科矯正

骨の変形を伴う不正咬合は、従来の矯正治療のみでは治療期間も長く、完全に治療できないことも多かったのですが、外科的に骨を切って治療する外科矯正によって解決できるようになりました。ただし、顎偏位の項で述べたように、顎位を慎重に検討しなければなりません。

(5) 良い咬合を導くために

①不正咬合を予防するためのチェックポイント
- 口腔を発育させるため母乳で育てる
- 栄養のバランスをとり、硬い食物を左右で良く咬んで食べる習慣を作る
- ムシバを作らない
- 乳歯列期に顎のズレがないかどうかチェックする
- 6歳臼歯萌出期
　　（6～7歳、小学校低学年）
　　咬み合わせの上で一番大切な歯が曲がって萌えたり、反対に咬んだりしていないか
　　前歯に機能的な反対咬合がないか
- 第2大臼歯萌出期
　　（中学校1年～3年）
　　頬側や舌側に傾斜していないか、埋伏している親知らずが押していないか

②矯正治療によるトラブルを避けるには
- 矯正の専門家の治療を受ける
　矯正治療は目先の問題ばかりでなく、長い先を見通した治療方針によって

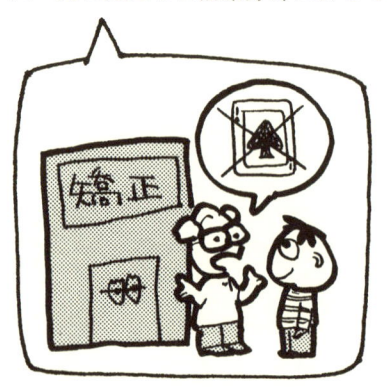

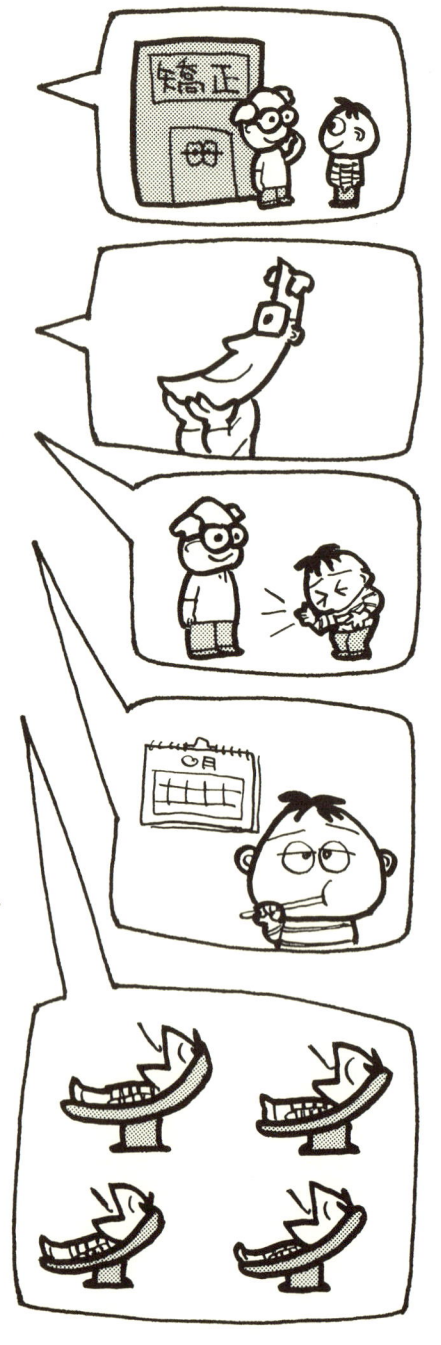

行わないと、無駄で有害な治療をいつまでも続けたりすることになってしまいます。専門家の治療を受けたほうが安全です。

- 顎の偏位を良く考慮してくれる先生を選ぶ（場合によってはセカンドオピニオンも受ける）
- 体調の不良や歯の異常な痛みはすぐ先生に報告する
- 定期的なチェック日や、歯磨きやゴムの使用などの指示を良く守る
- 保定後も定期的なチェックを受け続ける

  矯正治療には必ず多少の後戻りの問題が出ることがあるため、そのチェックが必要です。
- 矯正治療が全ての問題を解決できないことを認識する

  精密な咬合を得るためには歯の移動のみでは完成できないことが多いので、咬合調整や補綴による確立が必要になります。

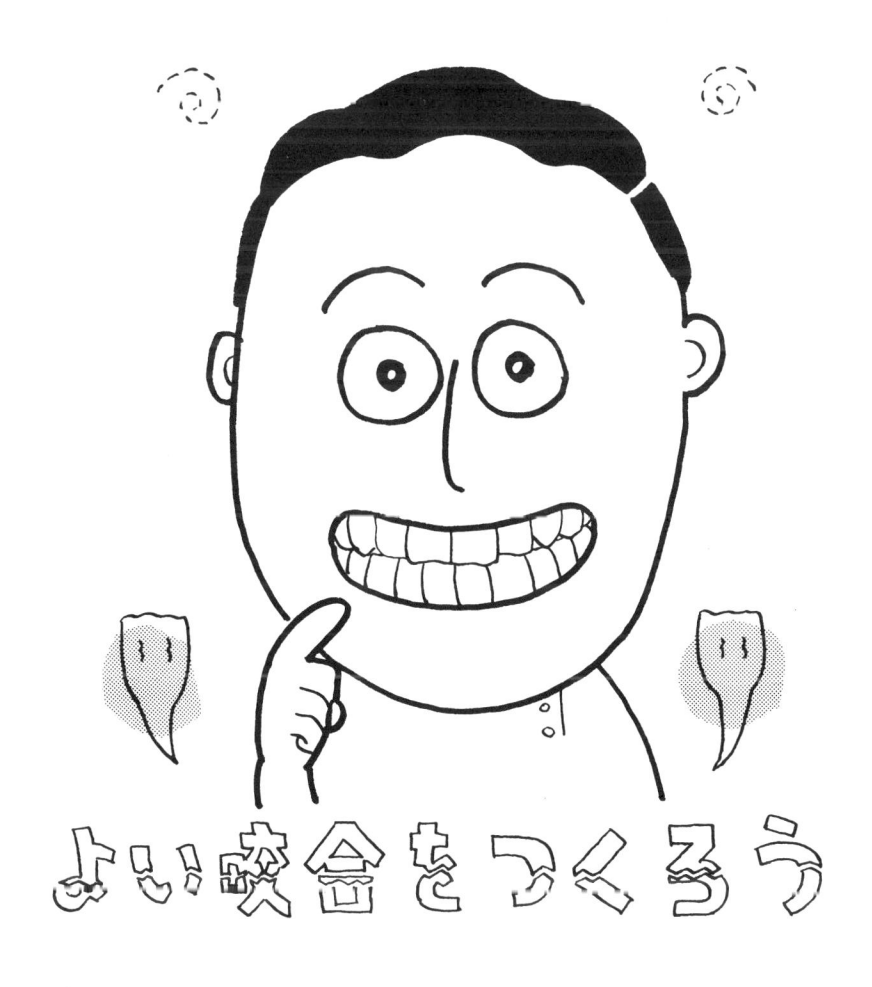

6章まとめ

悪い歯並びは体全体に悪影響を及ぼす。現在、きれいな歯並びの子どもはめずらしくなってしまった。

- 矯正治療のいろいろ
- よいかかり方
- よい咬合のつくり方

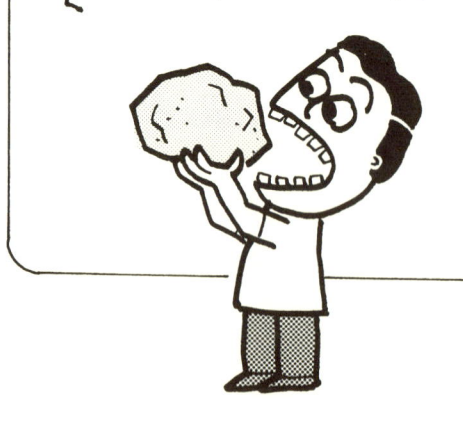

第7章
インプラントと造骨

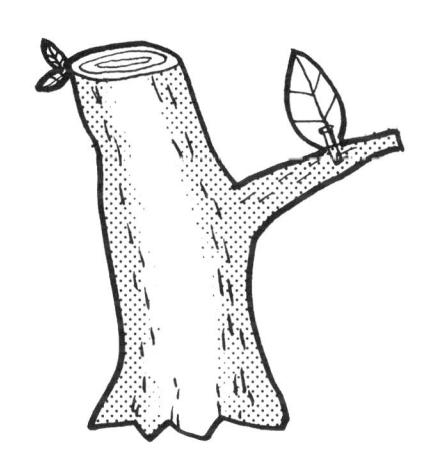

（1）成功率の高いインプラント

インプラントとは、金属などを顎骨に植え込んで、咬合を回復させる人工歯根のことをいいます。

私は30年近くインプラントを行ってきました。率直な感想は、最近チタン製インプラントの登場で過去のものに比べ驚くほど良くなりました。診断が正しく、技術が良く、正しい補綴が行われれば、予後の信頼性は十分なものです。顎の骨に植えて、3～4カ月間安静にするとインプラントと骨が完全に固着してしまいます。これをオッセオインテグレーションといいます。一度ついてしまうと、もう除去しようと思っても除去できません。どうしても除去しようとするなら、骨ごと削って除去するしかありません。それほどよくついてしまいます。

したがって、最初からしっかりと植立され動揺はありません。最初から動揺しているようなものは失敗と考えたほうがよいようです。

このインプラントは、成功すれば後で痛くなったり動揺して使えなくなったりするようなケースはめったにありません。成功率が極めて高く、しかも失敗例は最初の1週間で判定できるため、後で悪くなることは、ほとんどないのです。失敗した場合は、植立手術をした1週間前後にグラグラしたり痛みが残っていたりします。このような場合はすぐに除去し、骨の回復を待って再度やり直せばよいわけです。

オッセオインテグレーションを起こすタイプのインプラントの場合、他の歯と連結しなくとも独立して十分、咬合に耐えられますので、【図⑮】のように隣在歯を削ったりする必要はなく、欠損部にインプラントを植立すればよいのです。1歯欠損でも多数歯欠損でも1本も歯がなくても大丈夫です。普通の歯と同じように咬んでもまったく問題なく、患者さんに痛みや不安を感じさせません。健全な大臼歯は1歯に50kgもの力が加わりますが、インプラントはそれ以上に力を加えても大丈夫です。違和感はなく、口に入れていることも忘れます。見た目の美しさも天然歯に近く、耐久性も天然歯と同等です。

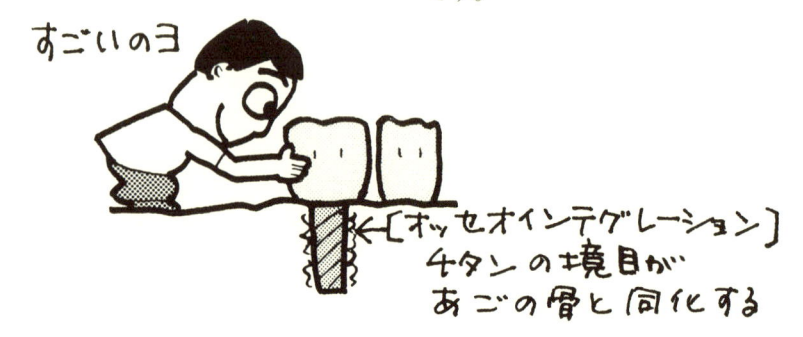

【図⑮】インプラントを使うと、隣在歯はそのままで、1本分の歯を被せるだけですむ。

インプラント

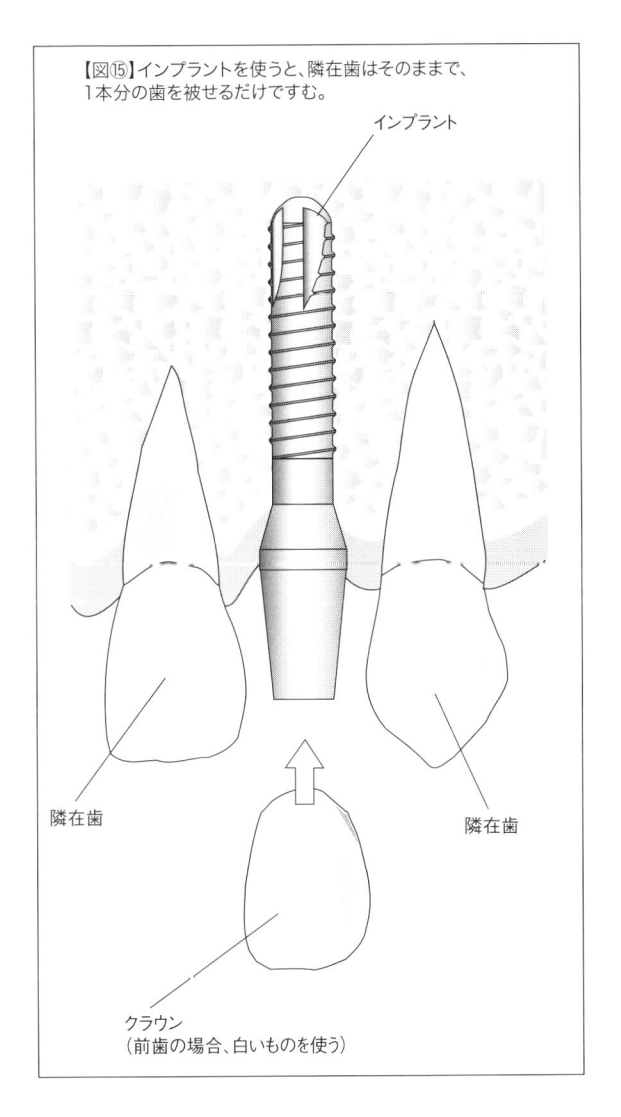

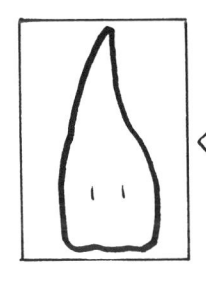

隣在歯

隣在歯

クラウン
（前歯の場合、白いものを使う）

見た目、耐久性 天然歯と変わらない

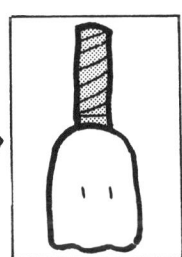

第7章　インプラントと造骨

多くの人が不安を持つ手術は、抜歯よりずっと簡単で、慣れた人がやれば術後に痛み止めを飲まない人がほとんどです。

従来、いろいろなインプラントが使用されてきて、それなりの有効性はあったのですが、咬んでいるうちに次第に沈下してきたり、動揺してきたり、最終的には痛くなり、腫れて除去せざるを得なくなるようなケースもかなり多くみられました。そのような欠点が、チタンインプラントでは、ほとんどなくなったのです。

さらに、以前は骨が薄いと不可能とされていましたが、最近は造骨手術が発達し、ほぼ自由自在に骨を造れるようになり、適応者の幅も広がり、成功率も上がりました。

唯一の欠点は費用です。当院は年間2000本以上の植立実績があるため、スケールメリットが生じ、他院よりも安く設定していますが、それでも18万円（税別）かかります。その上に被せる補綴物が金属で4万5000円（税別）からで白いメタルボンドだと8万円（税別）かかります。1本で30万円かかった、50万円かかったという話を聞くと、どうみても高過ぎると思います。いずれにしても高価なものなので、歯科医からよく説明を聞き、理解したうえで選択すべきです。

このように優れた素材のインプラントでも、優れた技術で正しく手術や補綴を行って初めて成功し、良好な結果が得られるのであり、診断や技術が稚拙であれば失敗が多くなります。

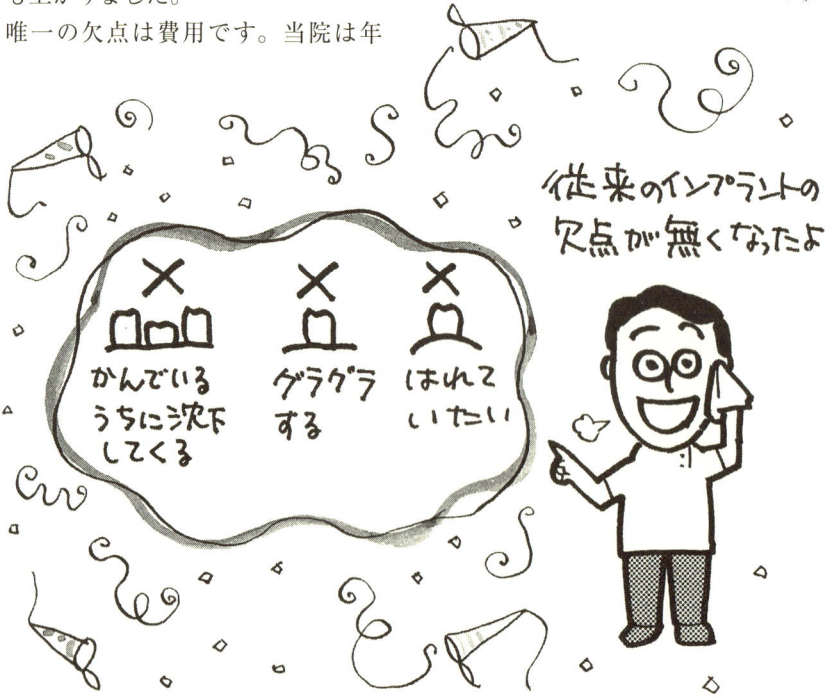

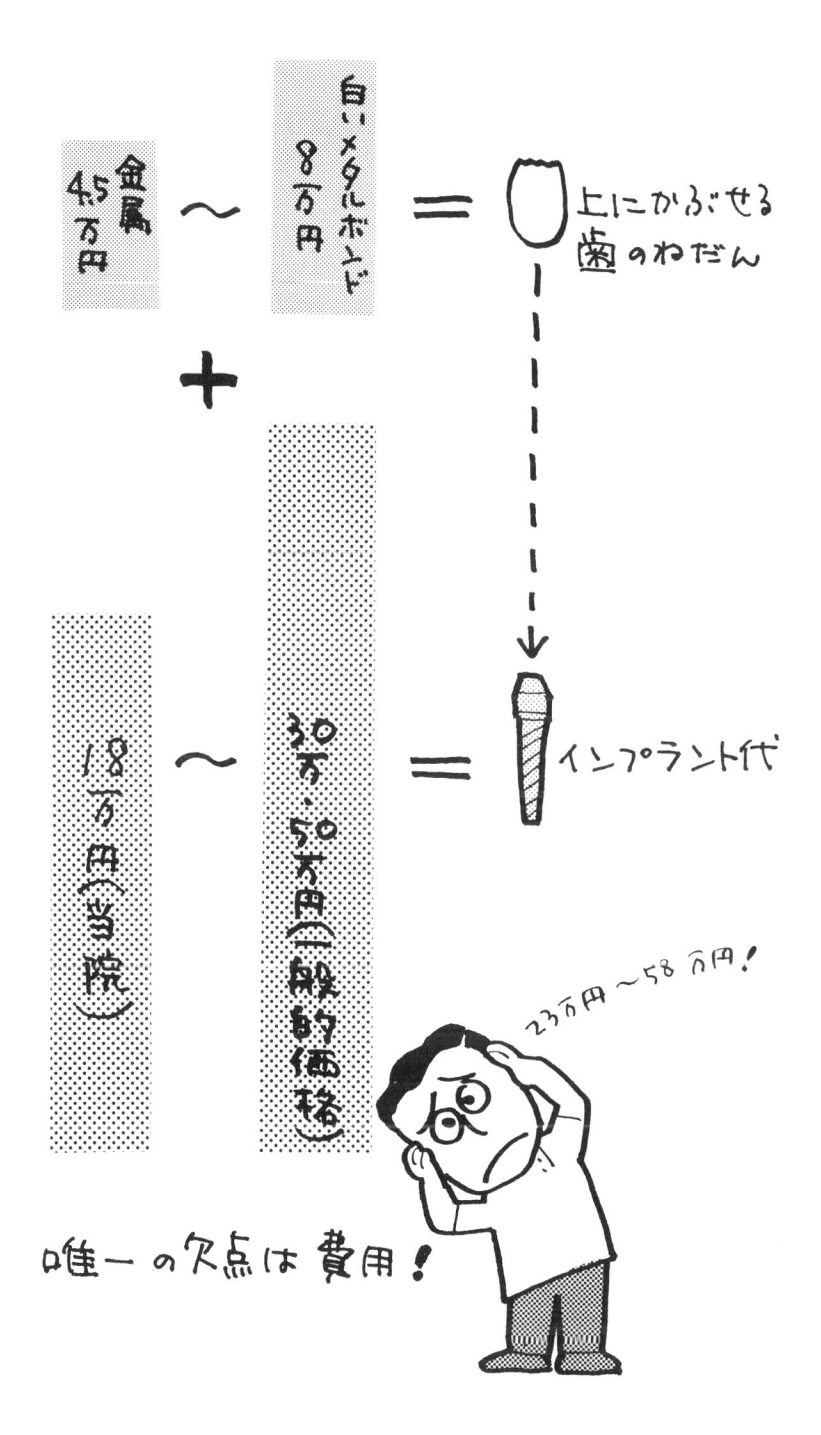

金属 4.5万円 〜 白いメタルボンド 8万円 ＝ 上にかぶせる歯のねだん

＋

1.8万円(当院) 〜 30万・50万円(一般的価格) ＝ インプラント代

23万円〜58万円！

唯一の欠点は費用！

(2) インプラントはどこがすごいか

①期待以上に良いと喜ばれるインプラント

　インプラントをする患者さんは、もちろん、良い結果を期待してインプラントを選択するわけです。しかし、実際は期待よりはるかに良かったと大喜びしてくれるケースがほとんどです。「まるで羽が生えたようだ」「元気になった」「疲れなくなった」「気持ちまで若返った」「やる気が出てきた」——などと本当に喜んでくれるのでこちらまで嬉しくなります。

　患者さんの実感をそのまま伝えるために、寄せられた手紙や手記をいくつか抜粋してご紹介します。

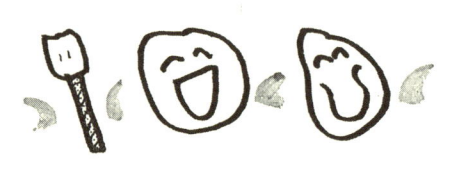

●塾講師・51歳（群馬県）

　二度手術を受けましたが、不安に思っていた苦痛もなく、鎮痛剤はまったく服用しませんでした。「きれいな歯ね」。先日、友人がそう言って私の歯をほめてくれました。とても感動的な一瞬でした。

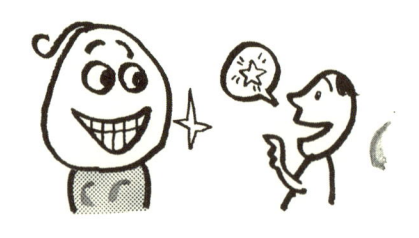

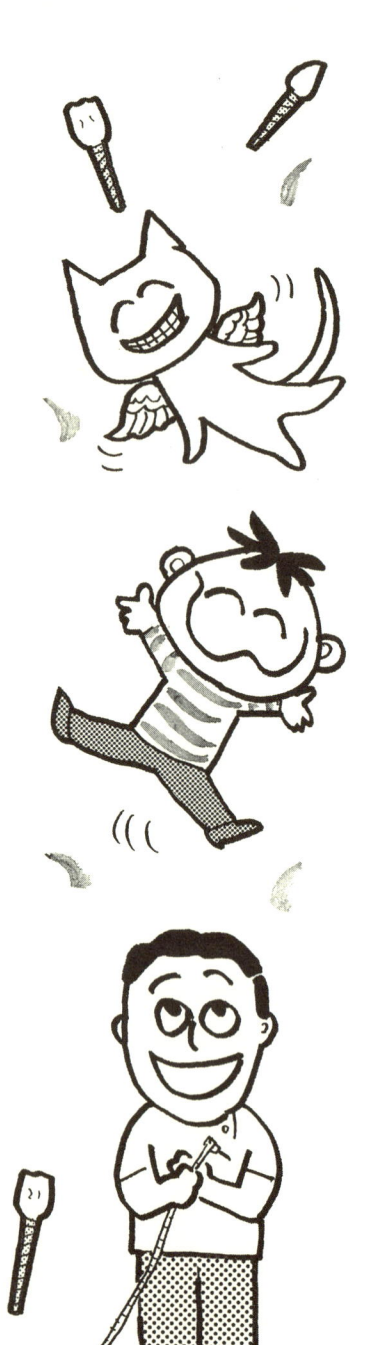

●主婦・70歳（埼玉県）

　手術前は少し不安でしたが、実際は抜歯より簡単で、術後の痛みもなく、思っていたより安心して受けられました。今までの治療と違い、かみ合わせがしっくりととてもよく、リンゴやトウモロコシの丸かじり、硬いするめなど何でもかめる喜びは人一倍です。また、入れた歯がきれいだとほめられ、気持ちが若返りました。入れ歯で悩んでいる人にぜひ、インプラントをお勧めします。

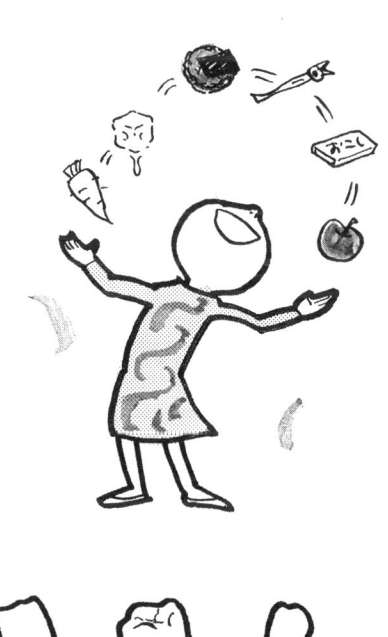

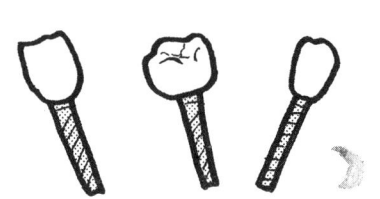

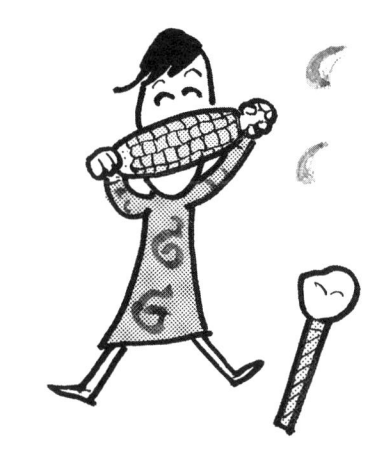

●主婦・49歳（神奈川県）

　自分の歯が数えるほどに少なくなってしまい、ブリッジもガタガタ。「あとは入れ歯しかありません！」と宣言されてしまい、「70代の両親より先に、40代の私が入れ歯なんて……」と目の前が真っ暗になりました。私の場合、増骨手術をして、一定期間を置いてからの手術でした。思っていたより痛みが少なく、痛み止めを一度も飲むことなく過ごせました。今はまだ仮歯を入れて調整中ですが、それでも何でもしっかりかめ、1年前の軟らかい物しか食べられず、どんどん元気がなくなっていった状態の自分が嘘のようです。

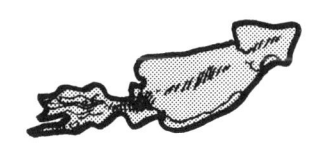

　以上のように、インプラントは、床義歯とは比較にならない、素晴らしい結果をもたらしてくれます。

②弱った歯より問題が生じにくい

　現在のチタン合金のインプラントは、骨としっかり結合してしまいます。一度、インテグレーションを起こすと引き抜こうと思っても抜けません。硬いものを咬んでも、びくともしません。患者さんは、相当弱っている歯でも自分の歯に対する愛着が強く、助けて使いたいと希望する人が多いのですが、5年、10年と使っていて問題が起きるのは、そうして無理して助けた歯なのです。

　助けることができるか否かと、患者さんにとっての損得は別だと私は説明しています。弱った歯を助けた場合、ムシバになったり、歯根が破折したり、歯周病になったりなどという問題が時々、見られますので、このような場合、抜いてインプラントしたほうがずっと問題は起きにくいのです。

　【写真㊼】は初診時の状態で、何本も歯を失い、残った歯も相当悪くなっています。1本歯を失っても満足に咬めませんから、こうなると本当に不便で苦しみます。駄目な歯は抜歯し、残せる歯は根管治療を丁寧に行い、歯周病も治して、12本インプラントを植立しました。通常、インプラントがしっかり骨とインテグレーションするためには、下顎で手術後2カ月、上顎で3カ月を必要としますから、その間を待ち、プラスチックの仮歯を入れます。こうなると何でも食べられます。

　私は仮歯で咬合調整を行い、正しい顎位に戻し、体調が良くなったところで最終補綴を行います。【写真㊽】は、補綴が終了したところです。入れ歯のように取りはずし式ではなく、自分の

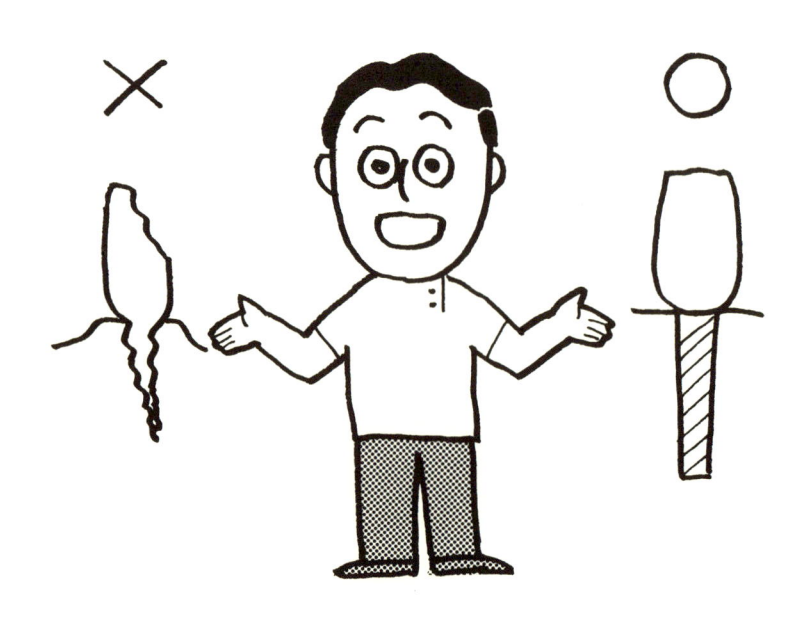

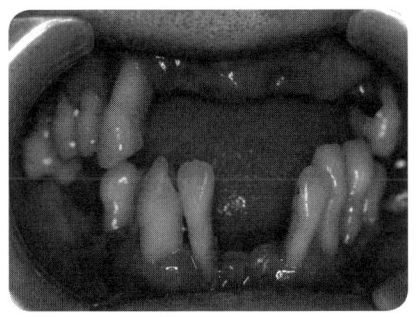

【写真㊼】初診時。多くの歯を失い、残っている歯もグラグラしていて満足に咬めない状態。

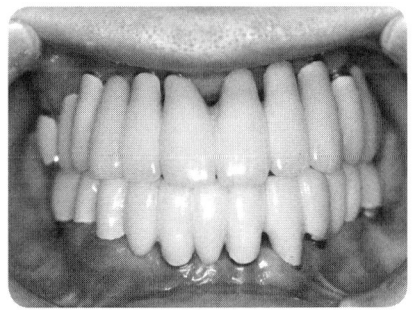

【写真㊽】補綴物（被せ物）を装着したところ。インプラントを12本植立し、その他の根管治療、歯周病治療、咬合も全てこのようにパーフェクトに行われなければ良い治療とはいえない。

歯のように入れたまま使えます。入れているという違和感はありません。ものを咬んで頼りないということもなく、患者さんはインプラントを入れていること自体を忘れて暮らしています。

　ブラッシングも普通に行えば大丈夫です。ムシバや歯周病にならない分、インプラントのほうがずっと安心です。

　まさに失った歯を取り戻したような力を発揮するインプラントですが、歯科は技術の世界で、歯科医の技量が大きく結果を左右することになります。インプラントの手術だけではなく、根管治療、歯周病、咬合、補綴など総合的に治療しなければ、弱いところから駄目になってしまいます。評判を調べ、歯科医の説明をよく検討したうえで医院を選定すべきでしょう。

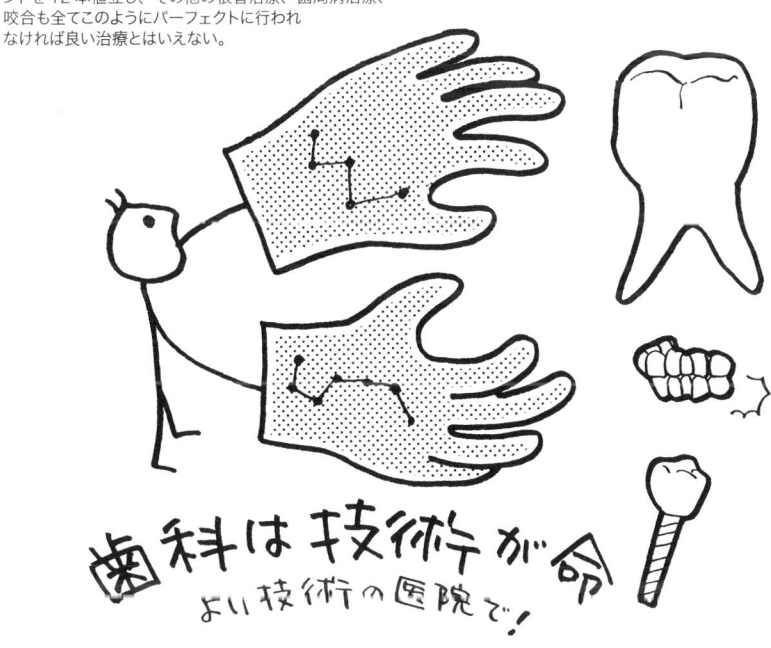

歯科は技術が命　よい技術の医院で！

第7章　インプラントと造骨

(3) 骨も自由自在に造る

インプラントも先端技術の一つといえるかもしれませんが、今ではだいぶ普及しました。

さらに先端技術は次々に登場しています。従来、インプラントをしようとしても骨が浅かったり幅が狭かったりするとインプラントができませんでした。それが今では、骨が不足する部位にほぼ自由に骨をつくる造骨手術が開発され、日々、進歩しています。まだ広く普及しているわけではないので実施できる施設は限られていますが、もう成功率、安全性ともに大丈夫な状態となりました。

①骨が不足してインプラントができない例

インプラントを希望したけれど、骨が少なくてできないと言われた患者さんがよく来院されます。それらは、ほぼ次の三つのケースに分けられます。
1）上顎の大臼歯部付近で、上顎洞底までの骨が浅いケース。そのままインプラントすると、インプラントが上顎洞（副鼻腔）に抜け、維持力も不足する。
2）下顎大臼歯部付近で下顎管（下顎神経と血管）までの骨の厚さが不足するケース。そのままインプラントすると、インプラントの先が下顎神経や血管を損傷する恐れがある。
3）前歯部、小臼歯部などで抜歯後、長期間放置したために骨がやせ、幅が狭くなったケース。一番細いインプラントでも、直径が3.3ミリ前後あるので、骨の幅は7.3ミリ以上が必要。

これらのケースでは、従来はインプラントができず、床義歯を入れざるを得ませんでした。しかし、インプラントと床義歯では具合が天国と地獄ほども違います。造骨技術の進歩は、患者さんに大きな幸福をもたらしたのです。

②造骨の原理

もともと人間の体には修復能力があります。その能力が発揮されるように手伝ってあげる技術です。

骨のブロックをほかの部分から切り取り、移植する技術もありますが、現在では外科的侵襲のずっと少ない造骨手術が主流となっています。もともと血液には、組織を修復する能力があります。造骨手術は、この血液や血液の抽出成分と自家骨を砕いたもの、人工骨の三つを混ぜ、造骨したい部分に成形しておく手術です。三つの成分が成形された形のまま保たれるように、人工膜なども用います。また、上顎洞底の自分の膜を利用することもあります。そのまま6カ月くらい置くと、硬い骨ができます。

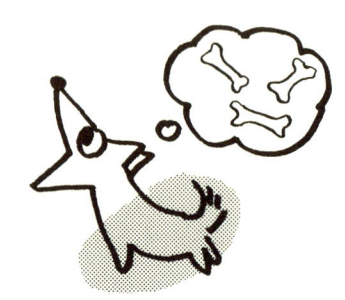

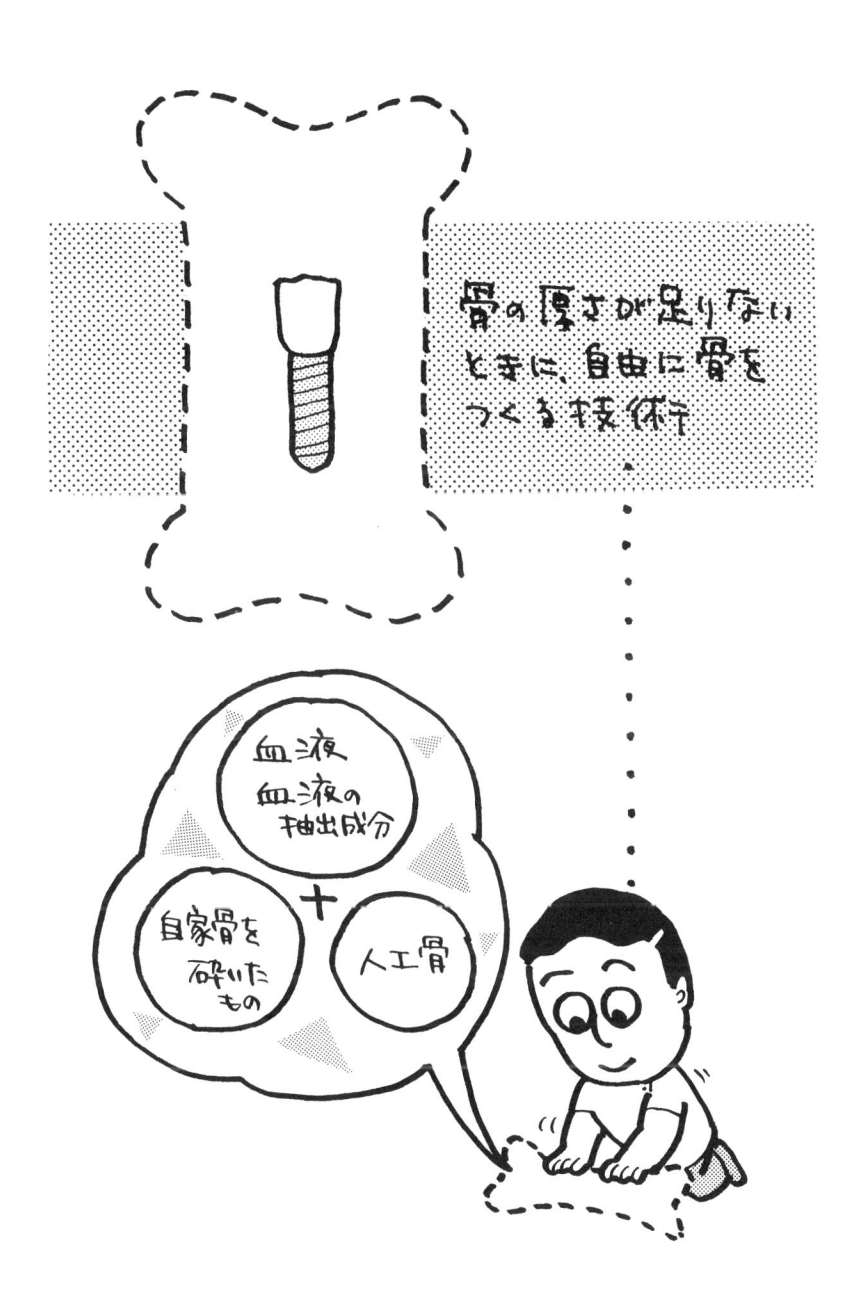

第7章 インプラントと造骨

③**造骨手術の種類**
●サイナスリフト【図⑯】

　上顎大臼歯部で、上顎洞底までの骨が浅い場合に行う手術です。サイナスとは上顎洞のことで「上顎洞底挙上術」といいます。上顎洞の頬側壁の骨に切れ目を入れドアのように開き、上顎洞底の膜をスパチュラで上手に持ち上げます。そこにできた空間に、前に書いた三つの成分を混ぜたものを詰め込み、ドアを閉じ、縫合します。約1時間で終わり、少し腫れますが、痛みはほとんどありません。成功率が高く、十二分な骨ができ、長い丈夫なインプラントも植立できるので、とても有効です。

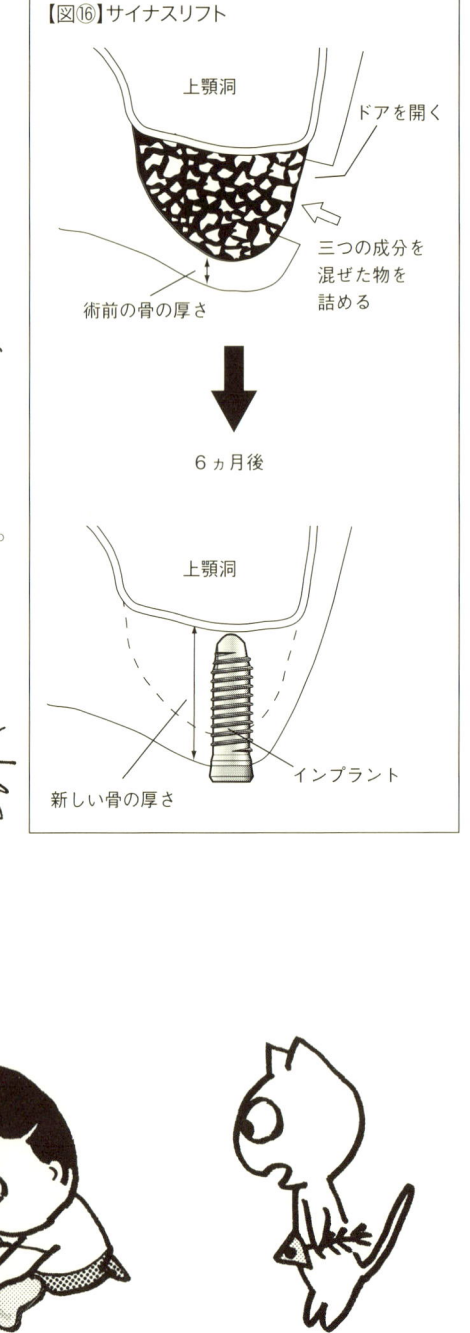

【図⑯】サイナスリフト

上顎洞
ドアを開く
三つの成分を混ぜた物を詰める
術前の骨の厚さ

6ヵ月後

上顎洞
新しい骨の厚さ
インプラント

● GBR（誘導骨再建術）【図⑰】

　骨の幅が狭い場合に、これを幅の広い、厚い骨に造骨する手術です。上顎前歯などでは、残った骨の幅が1ミリ程度しかない場合もありますが、この手術で厚い骨にすることができます。

　まず、切開して歯肉をはがし、骨の表面に小さな穴をいくつも開けて血液の通り道をつくります。骨の表面に前に書いた3成分を混ぜたものを良い形に成形して置きます。その上から形が崩れないように人工膜を被せ、ピンでとめ、縫合します。6カ月後には、硬い骨になっています。

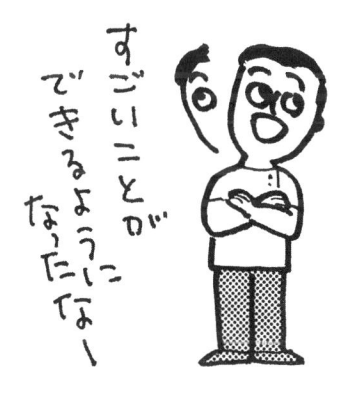

【図⑰】GBR

歯肉
人工膜
術前の骨の厚さ

↓

6ヵ月後

新しい骨
歯肉
インプラント

すごいことができるようになったな〜

● ソケットリフト

　上顎洞底との間の骨が浅く、造骨部分が限られているケースでは、サイナスリフトを行わず、インプラントを行うために開けた穴から3成分を混ぜたものを詰め込み、そのまますぐにインプラントを植立する手術を行います。これを小さなソケットから詰め込むので、ソケットリフトといいます。

　インプラントと同時にでき、外科的侵襲が少なく、費用も安く、4カ月後には使えるので治療期間も短くて済みます。

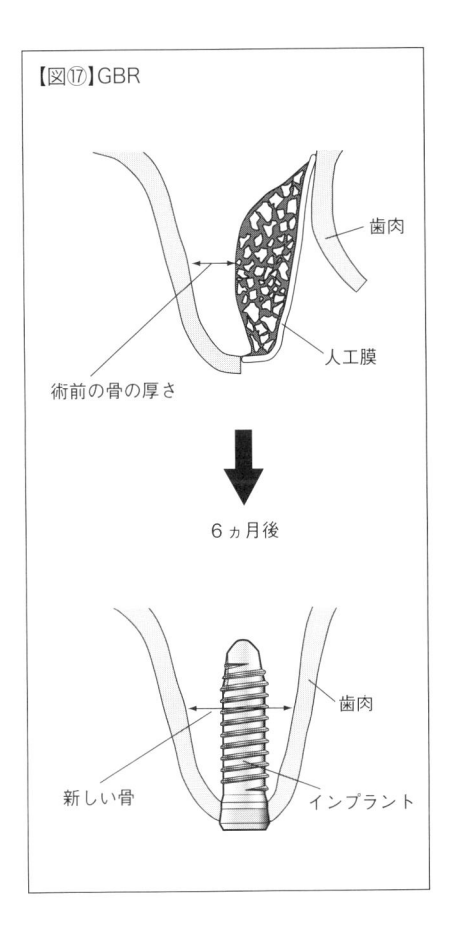

　この手術では、私と当院の辻本仁志医師が開発したMT法が特に優れており、ソケットリフトでサイナスリフトと同等の厚さの骨を造ることができます。このように、一昔前には考えられなかったことがどんどん可能になっているのです。

第7章　インプラントと造骨

7章まとめ

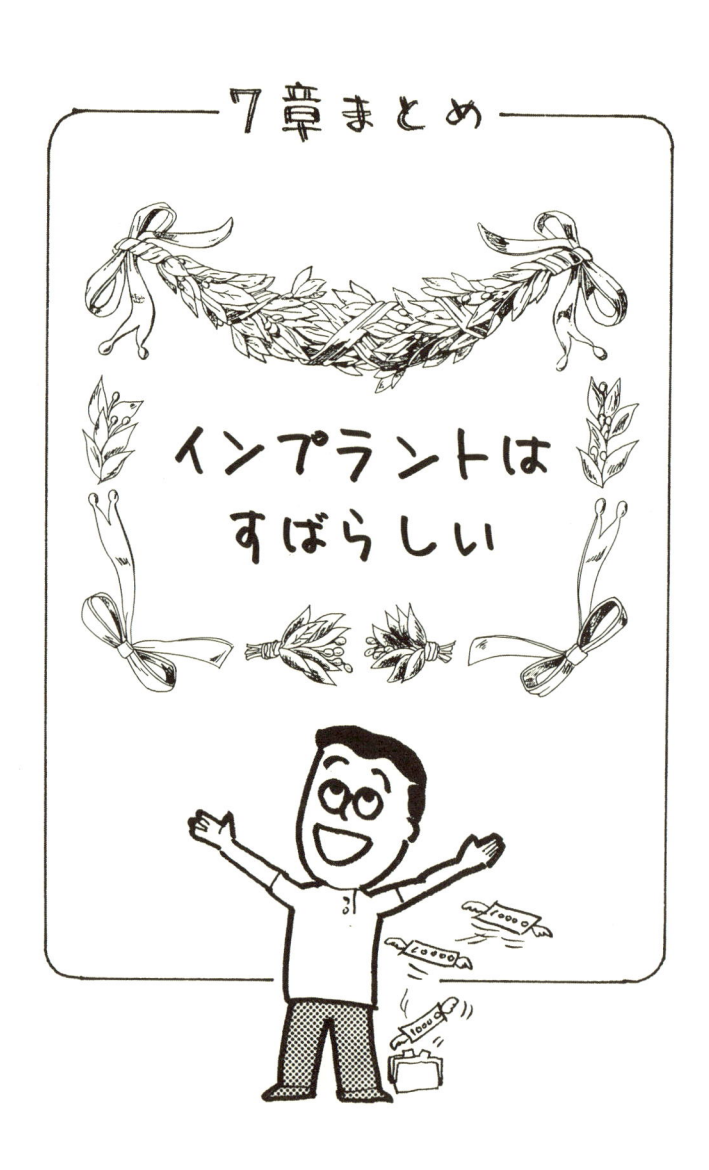

インプラントはすばらしい

第8章
体の異常は咬み合わせに原因があった

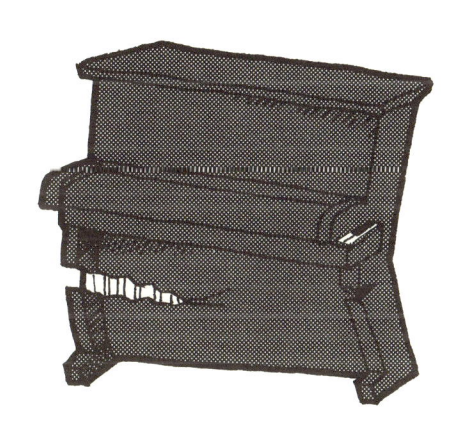

（1）咬合異常が心身の不快症状を引き起こす

①恐ろしいのは咬み合わせ異常の出現と増加

　長い間、歯科の2大疾患はムシバと歯周病でした。ところが、20年ほど前から、ある変化が目立ち始めました。私は小学校の校医をしていましたが、歯列不正が増加し始めたのです。統計を見ると、このころから子供のムシバは少しですが、減少傾向を示し始めました。しかしこのころ、八重歯はチャームポイントなどという風潮もあったくらいで、大問題の予兆と深刻に考える人はいませんでした。

　ところが、私たちの診療現場で約10年前ごろからそれまで見掛けなかった深刻な症状を訴える患者が増加し始めました。モヤシのようにひょろりとしたハイティーンの若者や、顔色の悪い弱そうな女性に、そのような患者が多く見られました。強度の疲労感を訴え、日常生活や登校、出勤が困難になり、頭痛、肩凝り、目まい、吐き気、ふらつき、不眠などの症状を伴うのです。

　そして多くの場合、顎関節に痛みや雑音が生じる場合が多いので、顎関節症と呼ばれるようになりました。私は顎関節に表れる症状は、主に歯列不正が原因で咬み合わせが狂い、さらに顎骨と筋肉の退化が加わり、下顎の位置がずれる（偏位する）ために起きる多

歯科の2大疾患はムシバと歯周病だった

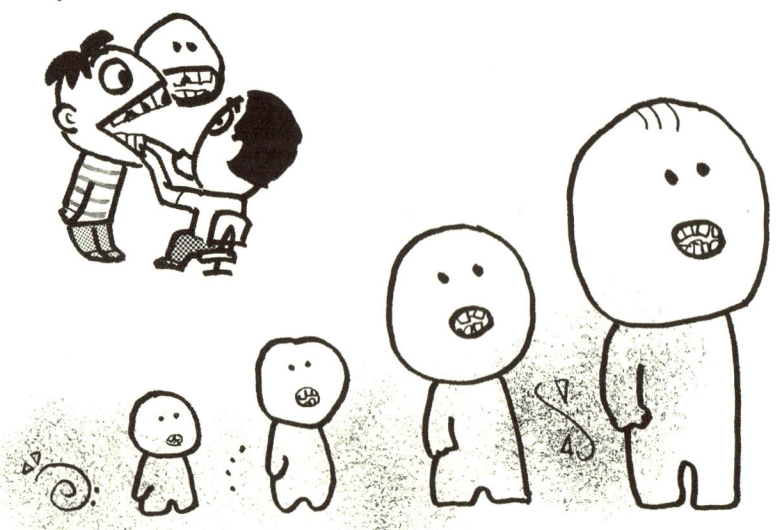

20年ほど前から歯列不正の子どもが増加しはじめた

くの全身、精神症状の中の一つに過ぎないと考え、顎偏位症と呼ぶことにしています。

　顎偏位症の患者はどんどん増加し、毎日どころか、常時咬み合わせの治療を受ける患者が途切れないようになってしまいました。その症状も身体症状だけではなく、精神症状を伴う困難なケースが多くなっています。現在では咬合治療の専門医を中心とした咬合治療班を編成し、毎日、治療に当たっている状況です。

　顎偏位症は、単にどこかが痛い、不自由だという病気ではありません。身体的に日常生活を困難にするばかりではなく、精神の働きまで破壊してしまうのです。現在、かなり多くの日本の若年者が、程度の差はあれ、この症状を有しています。

　このような若者が増加すれば、明らかに日本人の労働力は低下し、犯罪は増加するでしょう。単に個人の困難ではなく、民族や国として大きな困難を迎えるのではないか、と私は心配しています。現在、多くの工場が東南アジアへ移出し、産業空洞化現象が進み、懸念されています。

　しかし、私は日本では産業空洞化よりもっと恐ろしい"人間空洞化"が進行していると思い、これこそ国を衰退荒廃させる根源であると危惧しています。かつて英国や米国も産業空洞化は経験しました。しかし、次の時代を拓く人間は健在だったので現在の繁栄がありますが、日本はどうなのでしょうか。

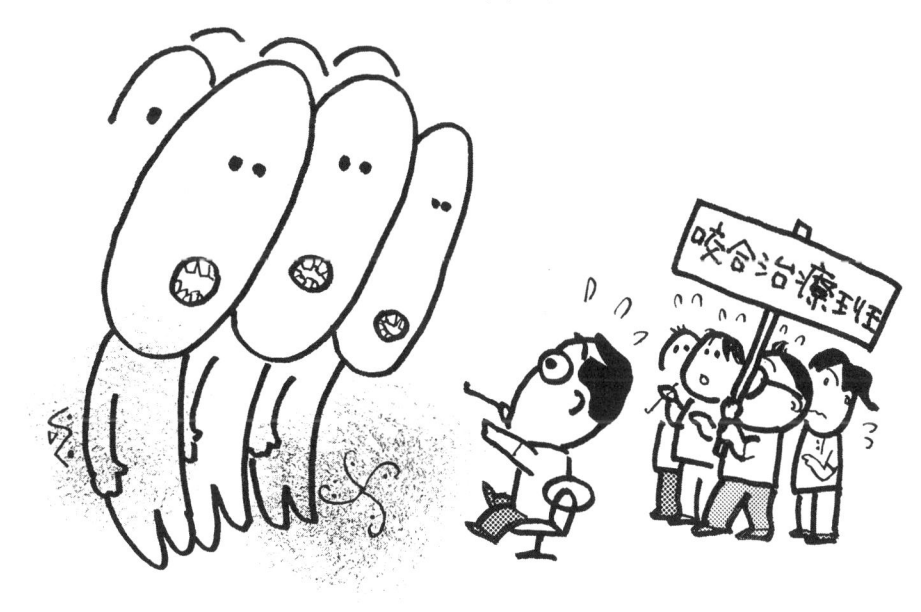

今では、咬合治療の患者が途切れることはない

②咬み合わせ異常が引き起こす症状

　症状がはっきりと現れてくるのは、主にハイティーンからです。小・中学生でも肩や首の凝り、視力低下などは出現していますが、あまり気にしない程度のケースがほとんどです。高校生になると、来院者が急増します。肩や首の凝り、クリッキングという顎関節の雑音などはもちろん、激しい頭痛、集中力の低下、視力低下や目の奥が痛いなどという症状が現れ、受診の動機となる例が多いようです。

　もっと重症化して来院する患者さんの苦しみは深刻です。ふらつき、不眠、疲労感、吐き気などに加え、幻聴や頭の中が空白になるなどという精神神経症状も現れてきます。話の内容も論理性がなく、自分の症状を説明するのにも思い込みによる非現実的な話をし、私たちの説明も聞きません。人間の領域から逸脱してしまったような様子を呈します。そのような例を具体的に挙げると、次のようなものです。

● 頭の中が空白になり、人を刺す犯人の快感が分かるという29歳女性の例

　働くこともできないほど、体調が悪く、家でぐずぐずして過ごし、内科、外科、神経科などいろいろな科で検査を受け、異常なしと言われている。身体症状は重く、「1日のうち何回か、突然頭の中が空白になり、自分が誰だか分からなくなる。すると感覚が麻痺し、人を刺すのも平気な気分になる」と言う。

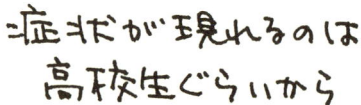

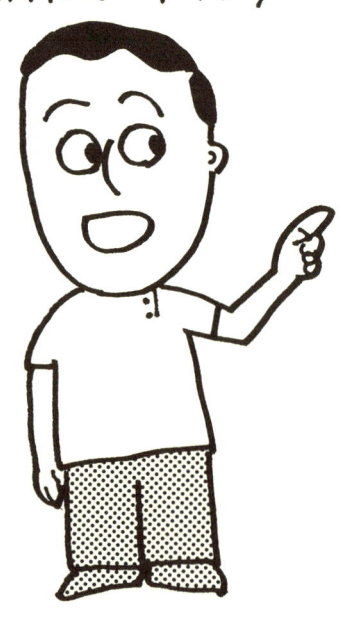

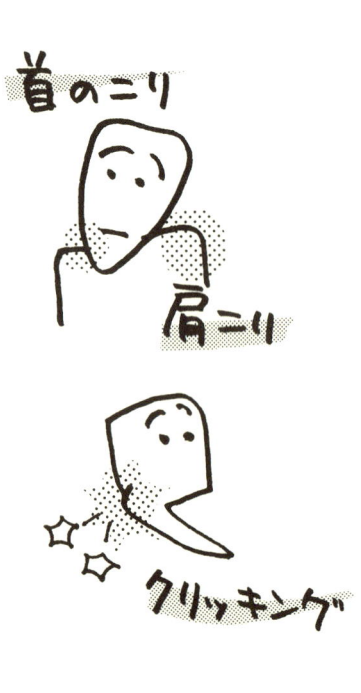

●自殺願望の38歳主婦の例

10歳の時から毎日、悪夢、だるさ、めまいと吐き気があり、自殺願望があった。

●夢遊病者のような15歳男性の例

急に日常生活ができなくなり、幼児化傾向を示して母親に甘えっ切りになった。全身のだるさ、痛みなどを訴え、夜中、母親の枕元に立っていたりする。

幸い、この3人とも咬合治療で治りました。これらはほんの一例で、次第に疲れやすくなり通学も困難になりついに休学してしまった女子高校生、疲労感で退学した男子高校生など、毎日たくさんこのような患者さんが来院しているのです。

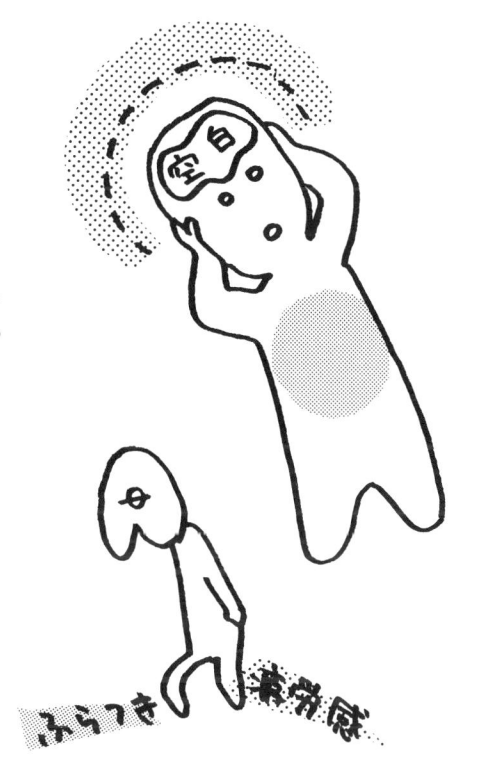

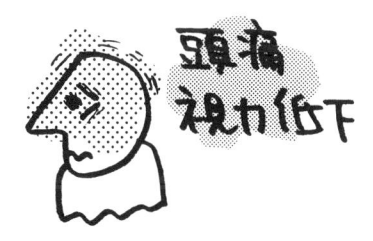

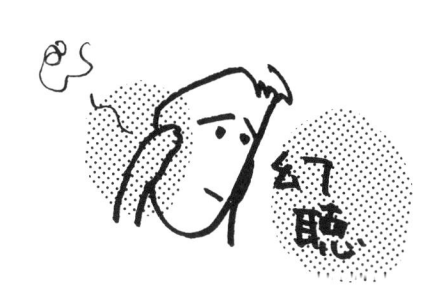

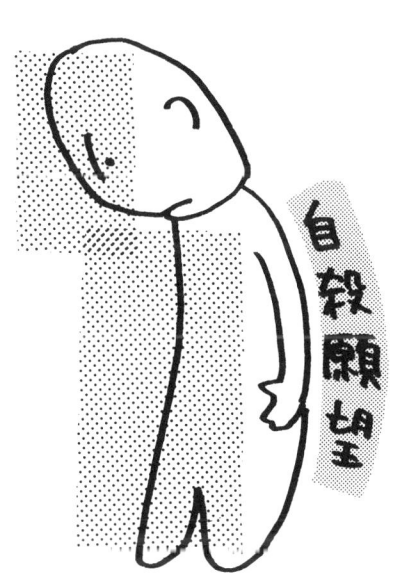

第8章 体の異常は咬み合わせに原因があった

③体も精神も壊れた患者さんたち

　若い女性が全身の不定愁訴と精神的不安を主訴に来院しました。いつも頭の左半分がボーッとしていて重く、よくものを考えられない。時々、突然別の人になったような状態になると言うのです。すべてが他人事のように思え、どんなに恐ろしいものを見ても、残酷なことをしても平気な気分のままでいられる。最近、事件を起こしている犯人の気持ちがよく分かる、と言うのです。

　この患者さんは、頭痛、首や肩の凝り、腰痛、目の痛み、ふらつき、ひどい倦怠感などを主訴として来院しましたが、このように精神症状を伴うようになると比較的重症となります。これは決して珍しい症例ではなく、程度の差はあれ、咬合異常のかなり多くの患者さんに認められます。

　咬合異常を放置すると、次第に体力が消耗し、病状が悪化して廃人同様となります。こうなると病院のどの科に行っても相手にされず、精神科に紹介されるのがほとんどです。この女性の場合は、私の医院での初診後、咬み合わせの狂いを修正するスプリントと呼ぶマウスピースのようなものを上顎の歯にパチンとはめ込み、4回調整を行ったところ、ひどかった症状がかなり改善されました。

初診時の程度を10とした症状の変化
（初診時と3カ月後の比較）

1) 一日中眠い　　　　　　　　　10→ 0
2) だるい　　　　　　　　　　　10→ 0
3) 首凝り　　　　　　　　　　　10→10
4) 肩凝り　　　　　　　　　　　10→ 5
5) クリッキング
　　（顎関節開閉時の雑音）　　　10→ 0
6) 股関節が鳴る　　　　　　　　10→ 0
7) 腰が鳴る　　　　　　　　　　10→ 0
8) 右手首がコリコリ鳴る　　　　10→ 7
9) 鼻づまり　　　　　　　　　　10→ 0
10) 左目が開かない　　　　　　　10→ 5
11) 首が左へ曲がる　　　　　　　10→ 4

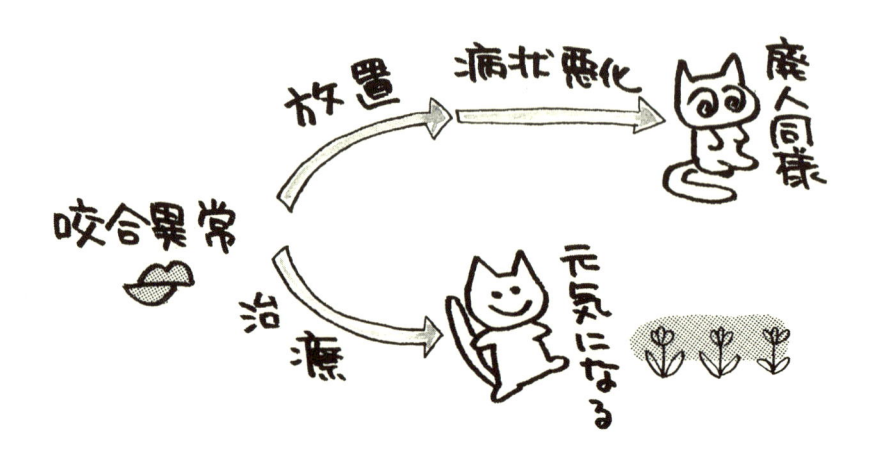

咬合異常の患者さんの治療は非常に大変です。治療をスムーズに進めるためには患者さんの努力が不可欠なのですが、それをできない人が多いからです。スプリントを入れたら邪魔だとか、治り具合が悪いとか、遠方で通院が大変だとかすぐに文句を言います。そのくせ調子が良いと連絡もせずに予約をキャンセルするのです。他の科の治療を受ける患者さんには、みられない振る舞いです。できれば咬合異常の患者さんの治療はしたくないと考えることも多いのですが、気の毒な人も多いので頑張って治療をしています。

④咬合異常の２大原因

　咬合異常の人は多いのですが、その病気の90％以上は、咬み合わせの調整で治ることを知っている人は少ないようです。咬み合わせが狂い、身体や精神に症状が現れるには二つの原因があります。第一は退化が原因で顎が小さくなったり、歯の萌出度が不十分でクラウディングなど歯列不正が生じ、咬み合わせが狂うものです。退化がひどいと、咬み合わせの狂いも大きいうえ、それによって起こる姿勢の崩れ（脊柱の弯曲）を防止する筋力も弱くなり、重症となります。

　第二は、不良治療によって咬み合わせが狂わされたものです。1本の充填物によっても咬み合わせは簡単に狂い（このようなものは医原性です）、ブリッジや義歯、矯正治療などになれば、咬合を狂わすことなく治療するほうが難しく、歯科医には大きな力量が必要とされます。

　このような原因が咬合異常発症の引き金になりますが、このほか、化学物質による脳や神経の破壊も私は疑っています。

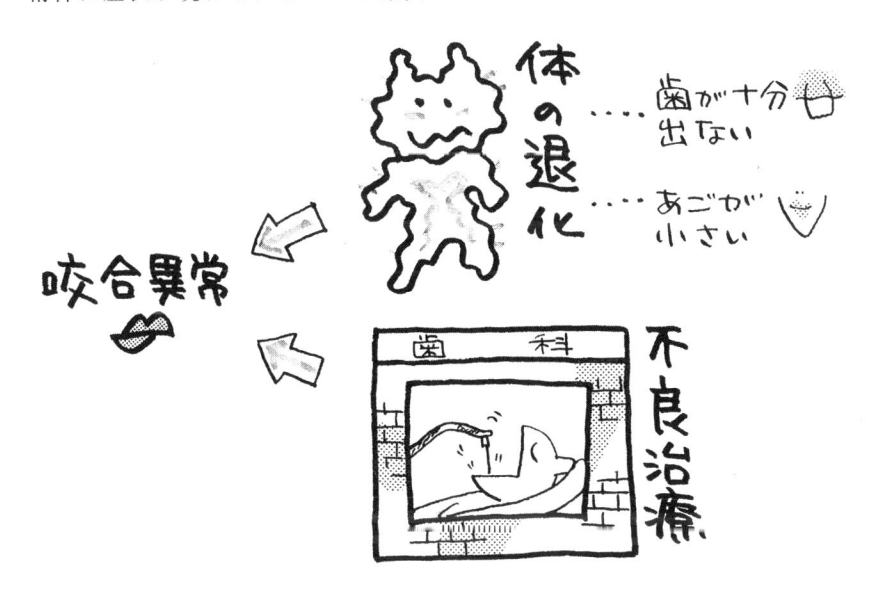

(2) 咬合異常が心身の不快症状を引き起こすメカニズム

①体の機能との関係
◇下顎位と体の重心

　咬み合わせと一口に言いますが、実は上下の歯列の状態により、咬み合わせの位置は前後、左右、高低と、三次元的に偏位し（ズレ）ます。上顎歯列は頭蓋骨に固定されて動かないのに対し、下顎は、顎関節を中心に、筋肉などによってぶら下がっているだけですから、上下の歯が安定してはまり込んで咬む位置（中心咬合位）まで移動していくことになります。これによって下顎位が決定するのです。

　この下顎の位置が、体の重心の位置を左右する大変重要な働きをしていると、私は考えています。試してみるとすぐに分かります。立った姿勢で、下顎を右方向にズラしてみて下さい。体の重心が右に傾くのがわかるはずです。

　この場合、物体なら右に倒れますが生きている人間は体を曲げて重心の調節を行い、右脚を突っ張って抵抗し、倒れるのを防ぎます。また首を左に傾け、右肩を前方に突き出します。重心のズレに対するこの反応により頸椎、胸椎、腰椎とも弯曲し側彎症が起こります。しかも体をねじるので脊柱がねじれます。

　さらに、下顎の前後的偏位は脊柱の前後的弯曲を生じ、猫背などになります。このように下顎の偏位が脊柱の不自然な弯曲を引き起こしているのです。

◇体の不快症状はこうして生じる

　中枢神経は脳から出て、最初に頸椎の椎孔という管に入り、胸椎、腰椎を走ります。椎骨は全部で32～34あり、これが重なり合って脊柱を構成しています。脊柱を縦に貫く太い脊柱管の中を中枢神経が走り、これが左右31対の末梢神経に分かれて、全身の臓器、筋肉などを支配します。

　血管も脊柱の中を走っており、枝分

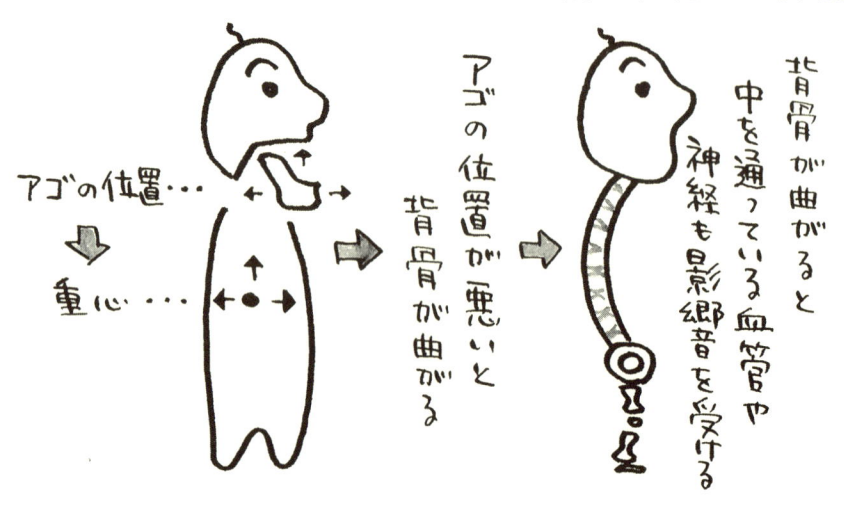

かれします。脊柱が曲がれば、その中を走る中枢神経が曲げられ、血管も曲がります。脊柱が弯曲するとその中を走る中枢神経と血管に圧迫や引っ張りが加わり、痛みや麻痺が生じるのです。血管の弯曲は血流を悪くします。

◇ **全身に現われる症状**

脊柱の弯曲が原因で、神経や血管の圧迫や引っ張りが生じた部位により、全身には次のような症状が見られます。

> 頭痛、頭重感、視力低下、目の奥が痛い、ドライアイ、涙目、顔の半分が重い痛い、首や肩の凝りや痛み、背中の凝りや痛み、腕が挙がらない、手足のしびれ、手足の冷え、脚の痛み、股関節の音や痛み、胃痛、目まい、ふらつき、動悸、不眠、吐き気、ぜんそく、アトピー、水虫、疲労感、幻聴など神経精神症状

血管が曲げられたことによる血流障害は、脳や臓器への酸素、栄養の供給を阻害しますから代謝も低下し、組織活性も低下し、体力低下という結果をもたらすのでしょう。それに加えて前述のように神経が各部で正常に働かなくなれば、体力の低下とともに、極度な倦怠感、無気力、思考力低下をもたらし、キレやすくなり、心身ともに人間を破壊してしまうのだと思われます。

以上のような症状がどのようなメカニズムで引き起こされるかについての説明は私の臨床経験や研究によるもので、まだ学会では不明とされています。いわば丸橋仮説です。学会では、咬み合わせの異常と全身的苦痛は関係ないとする考えもありますが、私には信じ難い発想です。咬合のズレを修正し、中心にもどす治療を行えばこれらの症状はウソのように消えるのです。

私は現代人の退化はますます進行すると確信しています。それに加え、化学物質による食や環境汚染も不可逆的に進行し、事態を悪化させるのでしょう。なぜなら、そのような進行を支える文化があるのですから。

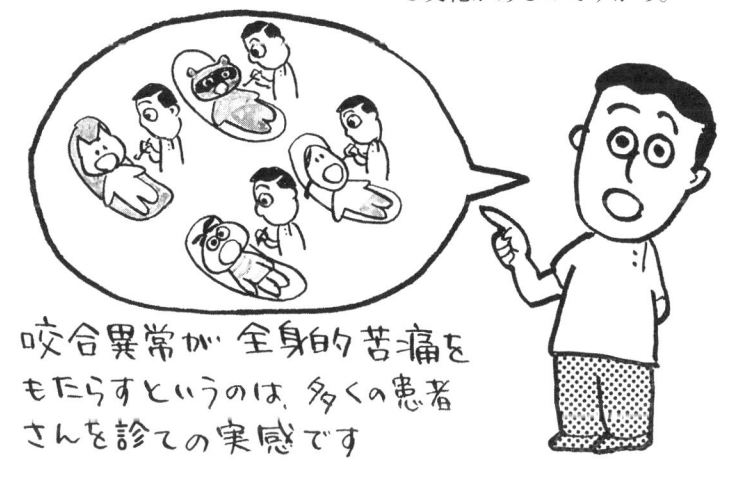

咬合異常が全身的苦痛をもたらすというのは、多くの患者さんを診ての実感です

第8章 体の異常は咬み合わせに原因があった

②神経・精神の働きとの関係
◇咬合異常の患者と精神状態の特徴

　人間の体の退化が進行すると、下顎の偏位が引き金となり、人間破壊と言えるような症状が現れますが、それは身体的苦痛をもたらすのみではありません。精神をも破壊してしまうのです。

　私が心配しているのは、軽度まで含めると相当多くの現代人に精神的破壊が広がっていると見られる点です。私の所には、ムシバの治療、矯正、歯周病、欠損部にブリッジや義歯などを入れる補綴、インプラントなどの外科治療やさまざまな分野の治療を希望する患者さんがたくさん通院していますが、近年、咬み合わせの異常と心身の苦痛を訴えて来院する患者さんが急増しています。

　この咬合治療の患者さんの多くに、他とは明らかに異なる精神状態の特徴が認められます。自分で判断して自己責任をもち、約束を守って努力を払い、協力や信頼をし合ってゆくという社会性が欠落している人が多いのです。表情は暗く、生気がなく、診療中にキレて泣き出したり、怒り出したりします。加えて、私が憂慮するのは、このような患者さんに小・中学生、高校生が増加している点です。将来、解決困難な状況に至るのは避けられないと予測しています。

◇精神症状を引き起こす四つの要因

　精神的な面で人間的機能に障害を引き起こす要因として私が考えている四つの点を次に挙げます。①～③は自然科学的要因で、④は社会科学的要因です。

①脊柱弯曲による神経の機能障害

　前述のように退化が進行すると下顎の偏位が引き金となり、神経の障害が生じます。神経は運動を支配するのみではなく、思考、感情なども支配しますので、健全な精神的営為が障害を受けることになります。

②脊柱弯曲や体の歪みによる血流障害

　これがもたらすものは、全身の組織に対する酸素と栄養の供給障害です。特に脳や中枢神経に対する供給障害は影響大です。例えば首、つまり頸椎が左右または前方に曲がれば、脳への入口で血流が阻害されます（【図⑱】参照）。

　この点については精神科医の見解もあります。福島章（上智大学）教授は、犯罪者の脳の多くは完全ではない、と述べています。脳室の形態異常や脳波の異常があるものが80％以上を占めると言うのです。このような脳の異常を引き起こす原因は、幼児期早期の脳に対する感染、外傷、酸素欠乏、栄養欠乏、有害物質などの悪影響などであろうと言っています。

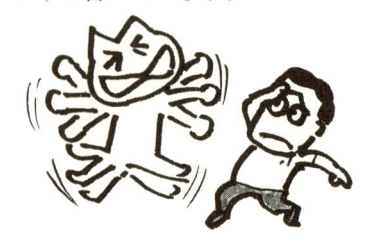

顎偏位の患者さんは
自分勝手でキレやすい人が多い

【図⑱】人間の体を支える脊柱の図

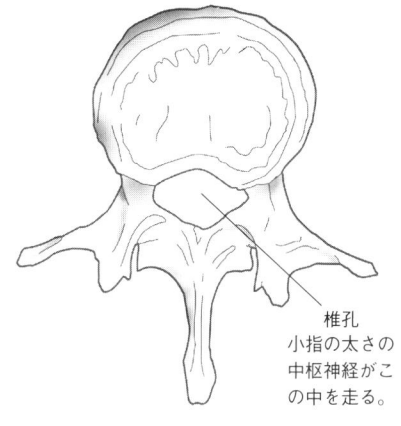

a. 椎骨
椎管の中を太い神経が走っている。
椎骨がズレると、中枢神経が曲がったり、圧迫、引っ張りを受ける。血行も悪化する。

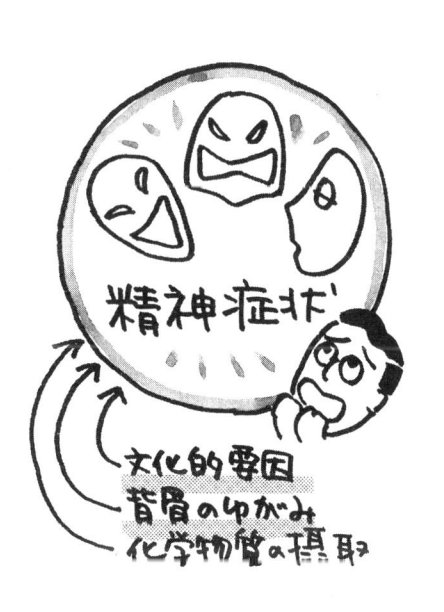

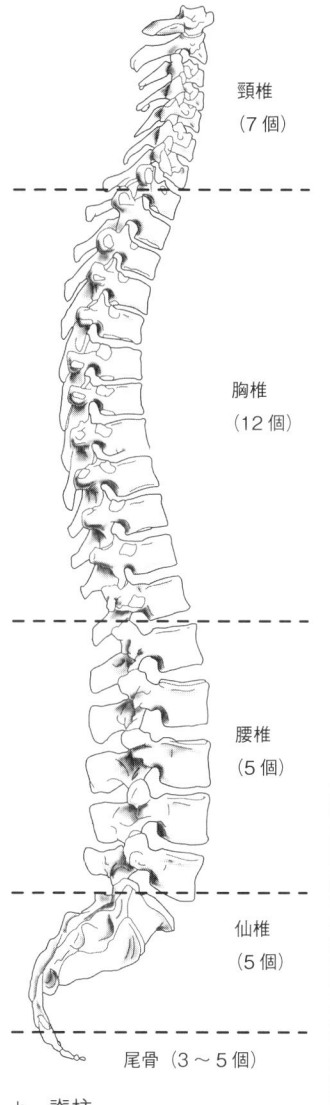

椎孔
小指の太さの中枢神経がこの中を走る。

頸椎（7個）
胸椎（12個）
腰椎（5個）
仙椎（5個）
尾骨（3〜5個）

b. 脊柱
直立歩行する人類の体は、椎柱によって支えられている。32〜34個の椎骨が重なって脊柱となる。正常な脊柱は自然なカーブを描いているが、姿勢が崩れるとこのカーブが異常となる。

精神症状

文化的要因
背骨のゆがみ
化学物質の摂取

第8章 体の異常は咬み合わせに原因があった

③化学物質による脳神経の破壊

　また、福島教授も脳の障害を引き起こす原因の一つとして有害物質を挙げていますが、私も1984年に『癒しの思想』を出版して以来、一貫して化学物質汚染が人間や生物の将来に危機をもたらすとして警告し続けてきました。「合成保存料、着色料、合成甘味料等の化学薬品が大量に使用されるようになったのである。自然からの恵みを摂るという生きものとして宿命的な営みから少しずつ離れ、人間の食が自然界の法則とは別の世界のものとして確立されてきた。こうした食の現状が、その結果を明確に人間の心身にもたらしているのは当然である」と書き、また「いのち溢れる世界を、あっという間に滅ぼしたもの、それは農薬を中心とした化学物質の登場であった。」と記して、自然界から化学物質を可能な限り排除するよう主張してきました。進行する化学汚染がこのまま放置されれば、DNA損傷や代謝障害などが重なり、人間は大きな悲劇に到達すると予測してきたのです。

　最近、加えて更に新しい事実が次々に明らかにされています。例えば環境ホルモンの一種、ビスフェノールAが、胎盤などの防御機構を通り抜け、脳内や胎児の体の中に流れ込むことを横浜

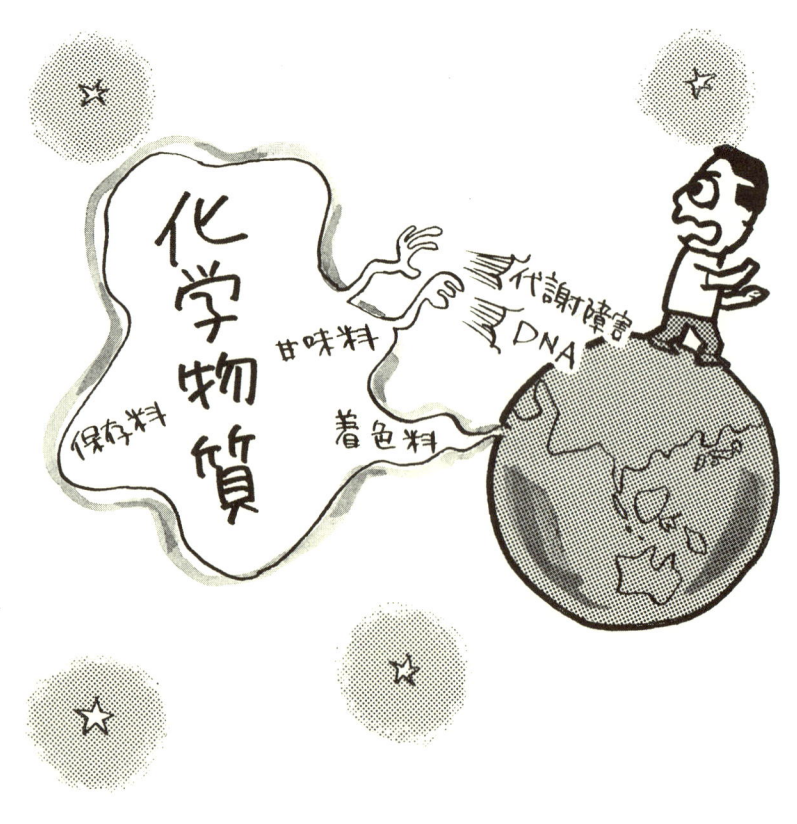

市立大の井口教授らが発表しました。続いて北大の研究グループは、ラットの実験で、ビスフェノールAが低濃度でも脳神経細胞に損傷を与えることを確認したのです。また、東大の堤治教授らは、マウスの細胞実験で、ごく低濃度のビスフェノールAでも受精初期の細胞分裂に影響を与えることを明らかにしました。

　ところが困ったことが明らかになりました。私たちの研究グループが実験したところ、ムシバの充填に主流で使用されているコンポジットレジンという材料からビスフェノールAが溶出していることが明らかになったのです。

私たちはこの充填材使用に警告を発しましたが歯科医師会から強い圧力を受けたのです。

④主体性の確立が遅れ、一方で低俗番組の氾濫に見られるような文化の崩壊が進む日本社会の病理

　責任を問わずに権利のみを尊重するという風潮の中で、主体性の確立が未完のまま、今、日本は危険な文化融解現象の中に沈もうとしています。この文化崩壊の中で健全な脳が鍛え上げられることは困難です。あえて私が"予言"という言葉を用いるのは、あまりにも明らかに、その先に待っている危機が見えるからなのです。

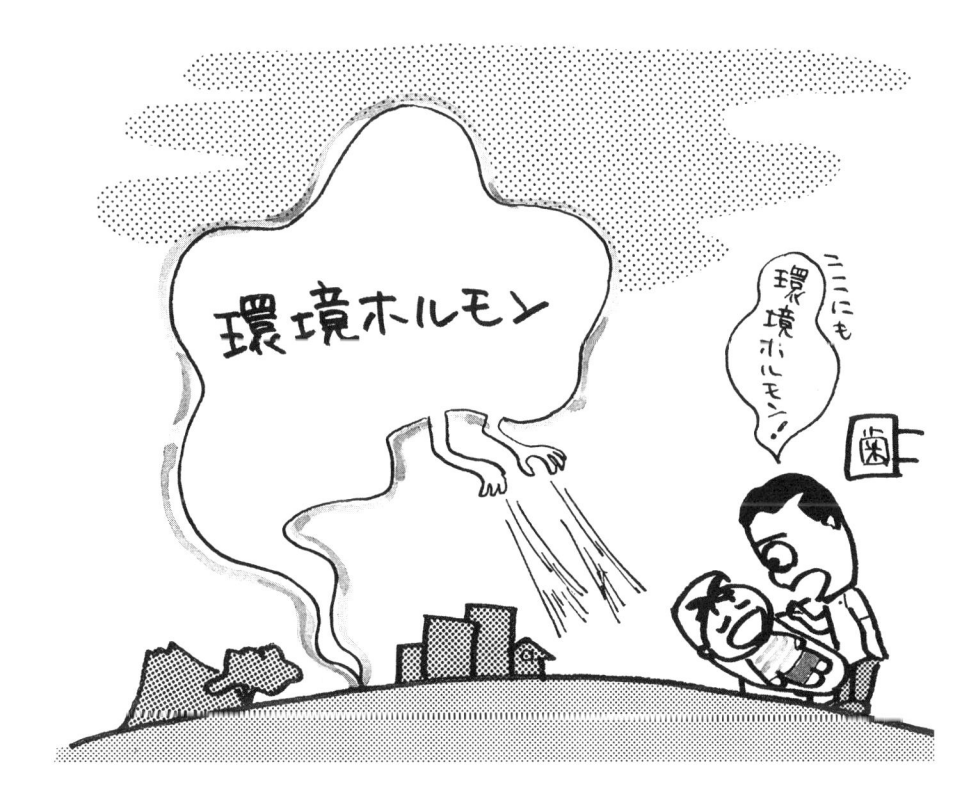

(3) 現代人の咬み合わせは、このようにずれている

①小顔は体調不良の象徴

現代人、特に若年者に多く見られる咬み合わせの異常と顎骨の大きさや形には共通した傾向が見られます。最近、若い女性の間で、下顎が細くて、顎の先（オトガイ部）が後退して鼻が高く見える小顔が憧れの的になっていますが、実はこの顔型は、体調不良の典型なのです。

疲れやすく、肩や首の凝り、頭痛、冷え、視力低下などに悩まされている人が多いはずです。それに加え不眠、不安、ふらつき、集中力低下などという精神神経症状を伴っている人も多数見られるのです。硬い食物をよく咬んで食べないと、顎骨にかかる負荷が不足するため、顎骨が十分に発達せず、小さめになります。そのため、顎が細く、後退して見えるのです。

顎骨の退化に比べ、歯が退化して小さくなるスピードはずっと遅いので、その結果、歯列が乱れ、クラウディング（乱杭歯）になります。上下の歯が乱杭状態だと不規則にぶつかり合い、下顎の位置が上下左右、前後方向に偏位する（ズレる）ことになってしまいます。歯の萌出も不足（背丈が低い）するので高さも低い方向にずれ、加えて大臼歯が大きく舌側に傾斜している人がほとんどです。これが顎偏位です。

このような下顎の偏位は、軟食による退化によっても起きますが、不適切な歯科治療や抜歯後の放置によっても起きます。しかし、いずれにしても、顎偏位は体の重心のズレを引き起こし、これに反応して姿勢の歪みを引き起こします。側彎症や猫背、首の傾斜などがそれです。姿勢の歪みは全身に極めて重い不快症状を引き起こします。頭痛、肩や首の凝り、腰痛など前述のような症状のほか、無気力、活力低下などによる不登校や、退職に至る例も多く見られます。咬み合わせの狂いは実に恐ろしい異常なのです。

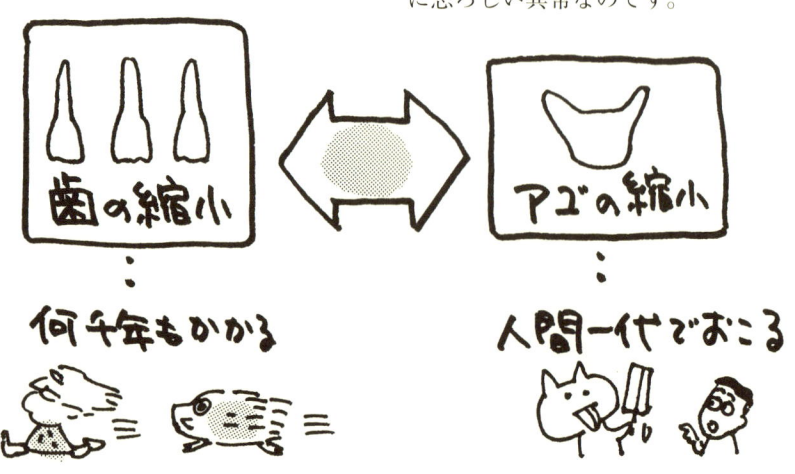

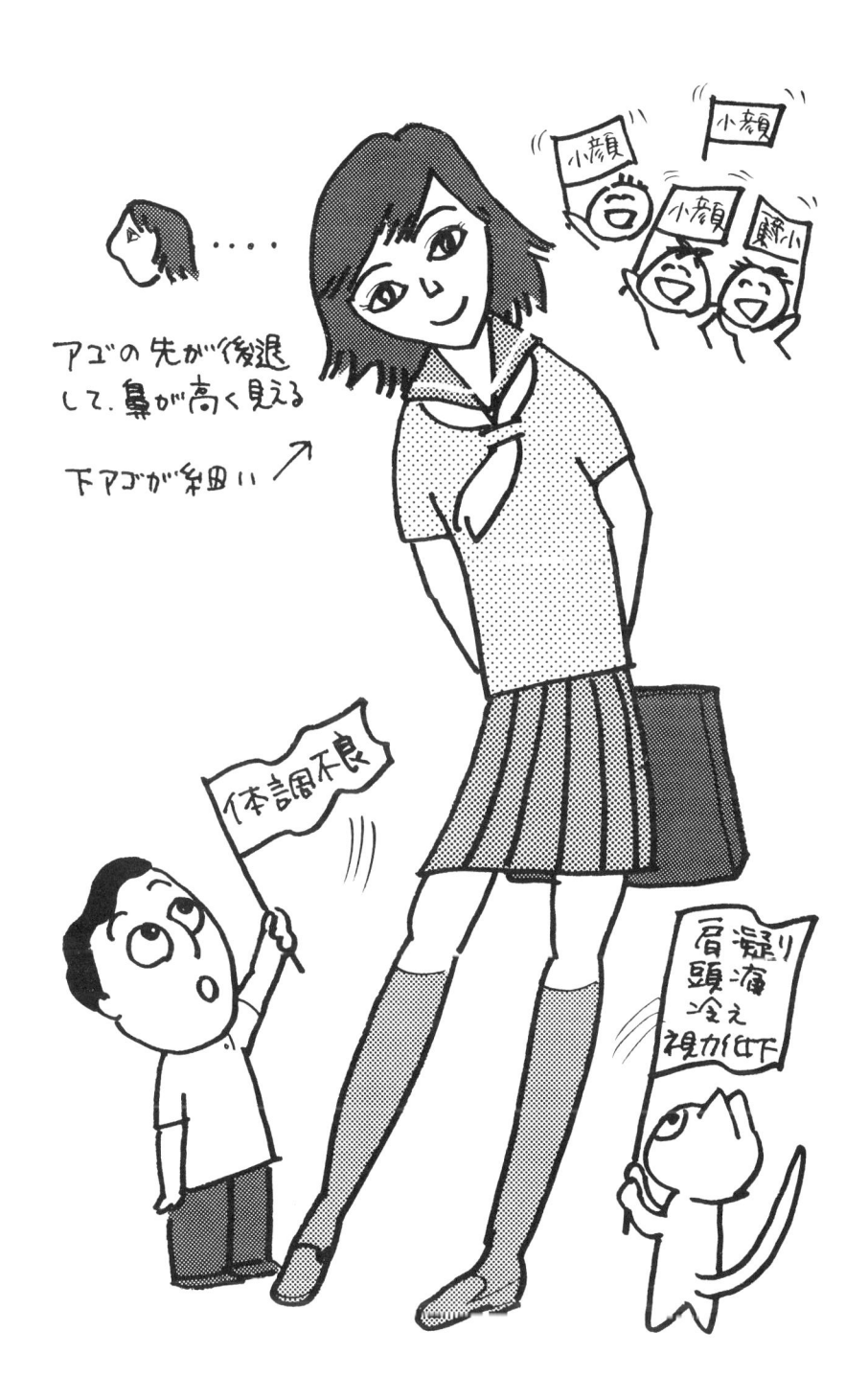

アゴの先が後退して、鼻が高く見える

下アゴが細い

体調不良

凝り痛
肩頭冷え
視力低下

小顔 小顔 小顔 小顔

第8章 体の異常は咬み合わせに原因があった

②顎偏位症の実例

〈退化が原因の例〉

　咬み合わせの異常が引き起こす顎偏位症がどんなにつらい病気か、この実例をご覧いただければ分かると思います。

　まず、【図⑲】をご覧下さい。25歳の女性ですが、顔を正面から観察すると、次のような特徴があるのが分かります。

- 顔の左右を比較すると本人の右（向かって左）がへこみ、左（向かって右）の頬が膨らんでいる。
- 鼻筋からオトガイにかけて大きく右（向かって左）に曲がった顔になっている。
- 口唇は右上がり（向かって左）で、左右の目を結んだ線も右上がりとなっている。
- 下顎が先にいくに従い細い。

　この女性の咬み合わせは右が低く、下顎はオトガイ部が右方向に引き込まれるようにずれています。臼歯部は左（向かって右）にずれています。多くの例で、前後、左右、高低と3次元的に偏位が同時に起きています。

　この下顎の偏位の結果、体の重心にずれが生じ、体はそれに反応してバランスを取るために【写真㊾】のような姿勢の歪みが起きてしまいます。その結果、次のような症状が現れ、長い間苦しみ、いろいろな病院回りをしたけれど治らず、問題なしと言われ、ことによったら咬み合わせのせいではないかと考えて来院したのです。

　この女性の場合、オトガイは右、臼歯部は左にねじれるように複雑な偏位が同時に起きているので、症状も全身的に複雑に現れています。この患者さんも下顎の偏位を正しい位置に補正して咬ませるスプリントを入れると、その日のうちに症状が軽減しました。多くの場合、症状の改善はドラマチックに現れるので患者さんが驚くほどです。

　歯科医学界でも、咬合と全身症状の関係が注目され始めたのは、まだ最近のことなのです。

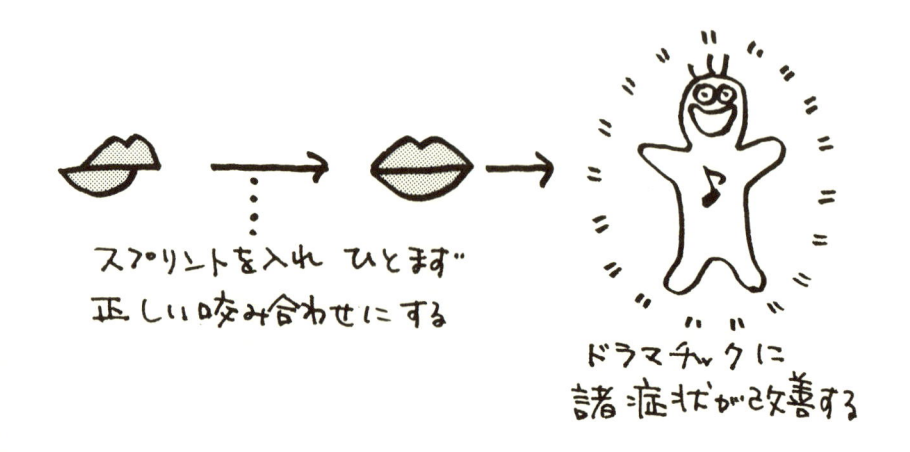

スプリントを入れ ひとまず正しい咬み合わせにする

ドラマチックに諸症状が改善する

〔この女性の症状〕
- 肩凝りは左右ともひどいが、特に右が凝る
- 首は左右ともに凝るが、左が特につらい
- 頭の右半分が常に重く、右の偏頭痛も頻繁に出る
- 左右の前腕部内側が常に凝り、特に右の凝りがひどい
- 右手に力が入らない
- 腰痛がある。半年に1回くらい、動けなくなるほど強い痛みが出る
- 右の顔が重い
- 左目の視力が悪い

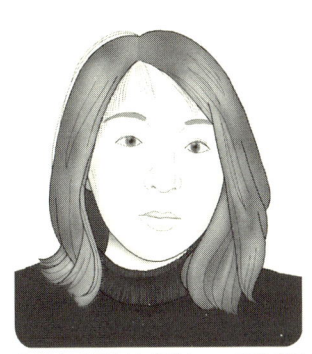

【図⑲】下顎が右に偏位している顔（25歳・女性）鼻筋から顎の先（オトガイ部）にかけて右（向って左）に曲っている。（イラスト：青木博之・当院歯科医師）

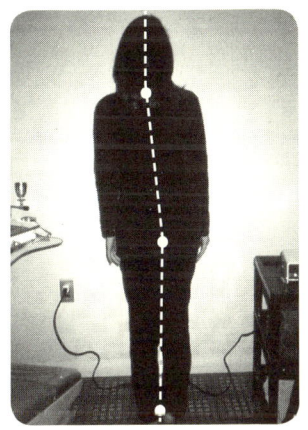

【写真㊾】この女性の後ろ姿。点線で示したように、首、背、脚が曲っている。脊柱の歪みを起こしていることがわかる。

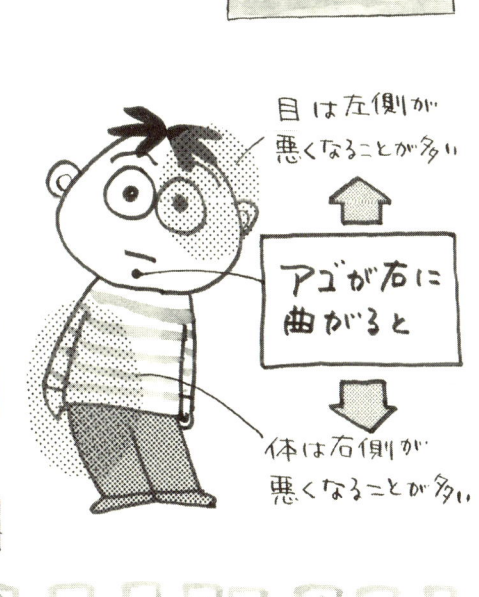

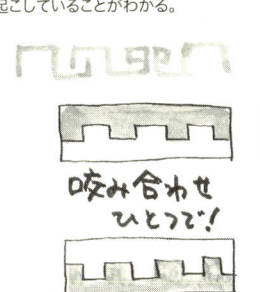

咬み合わせ　ひとつで！

アゴが右に曲がると

目は左側が悪くなることが多い

体は右側が悪くなることが多い

第8章 体の異常は咬み合わせに原因があった

〈不良治療が原因の例〉

　退化が原因で起きる顎偏位の症例は前記したとおりです。退化は、現代人が軟らかいものしか食べなくなったために、顎骨の発達や歯の萌出が不足した結果で、主な原因は自分にあるといえます。

　しかし、自分に大きな責任がなくても、歯科治療が原因で引き起こされる顎偏位症の患者さんも多く見られます。健全な顎位や咬合バランスとは何かを十分に理解したうえで歯を削ったり被せたりしないと、歯科治療の結果、咬み合わせが狂い、下顎位が偏位してしまうのです。

　その結果、肩や首の凝り、頭痛などが出現するのは、軽いほうで、全身に焼け火箸を突き通されたような痛みが現れたり、ふらついて立っていることもできなくなってしまったような重症の患者さんもたくさん来院します。中には廃人同様になってしまった人も少数見られます。

　顎偏位の原因となった治療を行った2人の歯科医を相手に裁判を行っている患者さんを治療した事があります。若いその女性は、九州から母親に付き添われて来院しましたが、初診のときは母親に支えられてやっと立っていました。体中に激痛が走り、ふらつき、苦痛に憔悴し切っていました。

　咬合について十分な理解がないまま抜歯したり削ったり、クラウンを被せたりした結果、このような症状が出たのです。診査すると、下顎が左方向にずれ、特に左が低く、全体的に後方にずれていました。幸い、治療の結果、現在はほぼ8割程度治りましたが、そのために2年近く、九州から高崎まで通わなくてはなりませんでした。一番楽しいはずの青春を犠牲にしてしまい、長期間苦しんだ損失は大変なものです。

　次に不良治療によって起きた実例を見ていただきますが、初診の患者さんの中に毎日見られる普通の例です。仕事ができないというほどではないので中程度の例ですが、「あっ、これ私と同じだ」と考える読者も多いと思います。

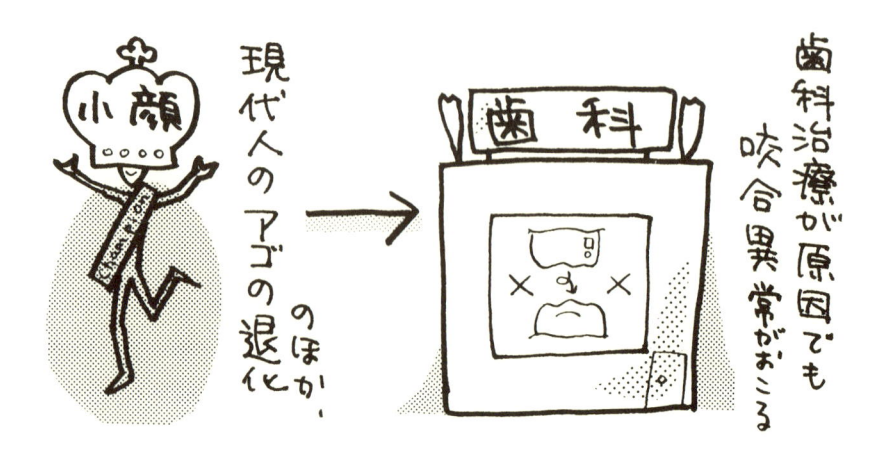

〈例1〉咬み合わせ不良のブリッジが原因の例

　30歳の女性が、全身的なだるさ、頭痛、左の強い肩凝り、背中の凝り、左のクリッキング（口を開閉するとき、カクッと音がして引っ掛かる症状）、開口障害などを訴えて来院しました。本人が、咬み合わせが原因ではないかと疑って来院されたのです。【写真50】は患者さんの顔ですが、頬部の膨らみが左右非対称なことが分かると思います。患者さんの右（向かって左）がへこみ、左（向かって右）が異様に大きく膨らんでいます。下顎が大きく左に偏位した結果です。この患者さんの下顎をむりやり大きく左にずれさせた原因は左の上下に入れられた補綴物、特に左下のブリッジの咬み合わせ不良です。

　【写真51】を見ると上下の臼歯にクラウンやブリッジが入れられています。この上下の当たり方が不良で下顎を左奥にずれさせているのです。治療費をかけ、歯が治ったのかと思うと間違いで、顔が曲がり、体が歪み、体調不良の結果が残ったわけです。問題は、これに類似した例がとても多いことです。実に多くの方がこの患者さんと似た症状に悩み、しかし、その原因が咬み合

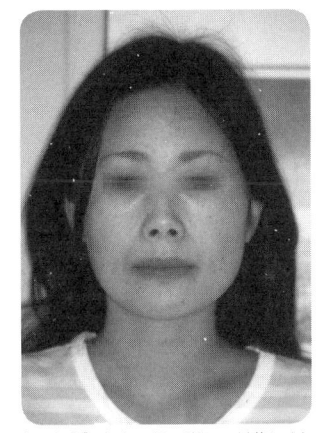

【写真50】左右の頬の膨らみが著しくちがっている。咬み合わせの悪い不良補綴物（特に下顎のブリッジ）が、下顎を左に強く引っ張っている。

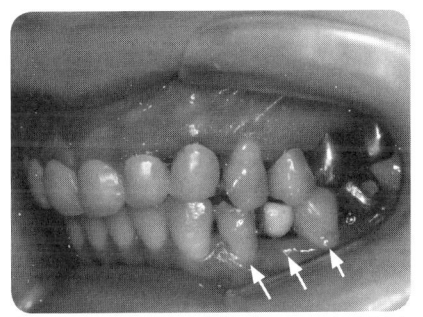

【写真51】患者さんの左臼歯部。特に左下に装着されたブリッジ（↑部）が原因で下顎が左に強く偏位している。

わせにあることに気づかず、体のせい、年のせいとあきらめ、耐えているのではないでしょうか。

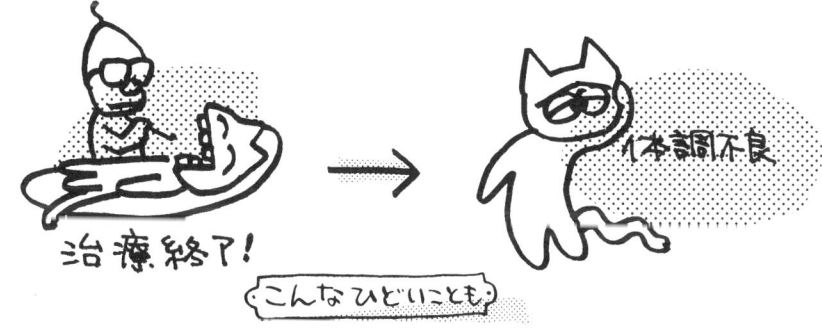

治療終了！　こんなひどいことも　体調不良

第8章　体の異常は咬み合わせに原因があった

その他、不良治療が原因で体調不良となり来院された例をいくつか要約して示します。

〈例2〉全身焼け火箸で刺されたように痛い青年

32歳の男性は、以前矯正治療を受けてから不快症状が現れ、以後何軒かの歯科医、大学病院に通ったが、ますます悪化し、当院を訪れた。横になると特に痛みが激しく、夜は押入れの中で立ったまま布団を体に巻いて眠ったという。

廃人寸前だったと自ら語るこの青年は大学病院でのひどい言葉に憤り、火をつけて病院前で焼身自殺しようとまで考えたという。スプリント治療から始まり、補綴して終了するまでに2年かかったが、症状はほぼ解消した。

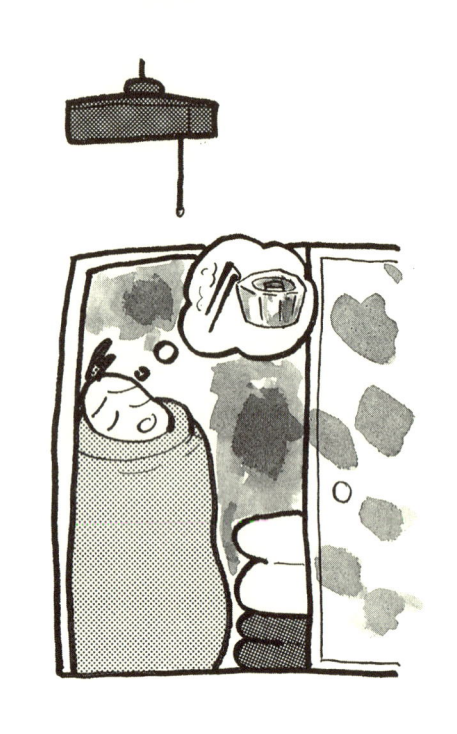

〈例3〉義歯を入れ、左ひざ痛の女性

前記の青年が母親を連れてきた。母はひざが痛くて動くのも不自由だと言う。咬み合わせの悪い義歯が入っていたので、義歯の咬合面を削ったり足したりして調整した。1週間後「痛みが消え、足が軽くなった」と言う。

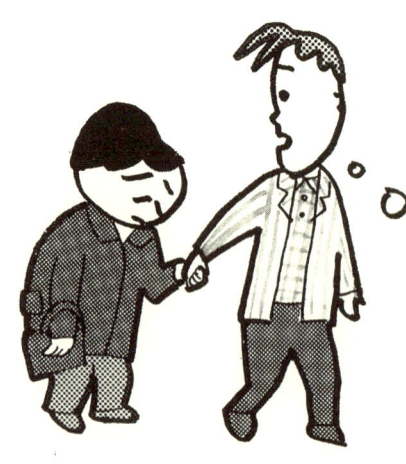

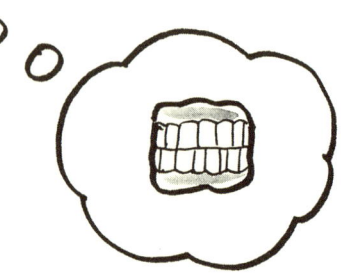

〈例4〉足の冷えがすぐ解消

　ある雑誌に私が連載した記事を読み、70歳の男性が来院。左足が自分のものではないほど冷えると言う。シリコンゴムを咬んで下顎の偏位を修正すると、約30分で足が温かくなったと驚く。

〈例5〉暗算力が向上

　珠算の先生をしている45歳の女性。咬合調整が済むと、頭痛、肩凝りが消え、暗算力も大きく向上したと喜ぶ。

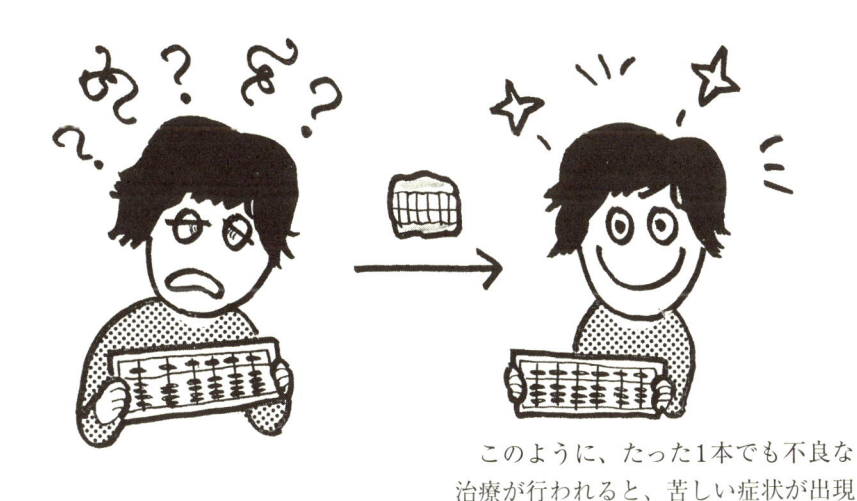

　このように、たった1本でも不良な治療が行われると、苦しい症状が出現することは、よくあるのです。

（4）咬合異常が引き起こす全身症状の治療方法

　咬み合わせが狂うと、上顎と咬み合う下顎の位置が、高低、左右、前後の3方向にズレます。これを下顎位の偏位といいます。下顎は顎関節を中心に、筋肉や腱などでぶら下がっているだけで自由度が大きく、上下の歯が咬み合って落ち着く位置まで移動するのです。通常、この3方向（3次元）のずれが一度に生じ、下顎の位置はねじれたような偏位を示す例がほとんどです。どのような偏位が起こっているのか、まず診断することが治療の第一歩となります。

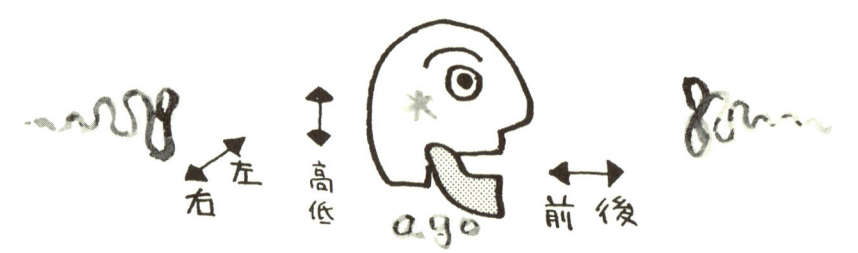

①診断から治療までの流れ

　下顎がどのように偏位しているか診断するために、次のような検査を行います。

❶X線写真撮影（パノラマ、頭部の前方と側方からの撮影、頸椎のX線写真、顎関節断層写真など）
❷姿勢、顔の写真撮影
❸歯型
❹視力測定
❺全身症状問診

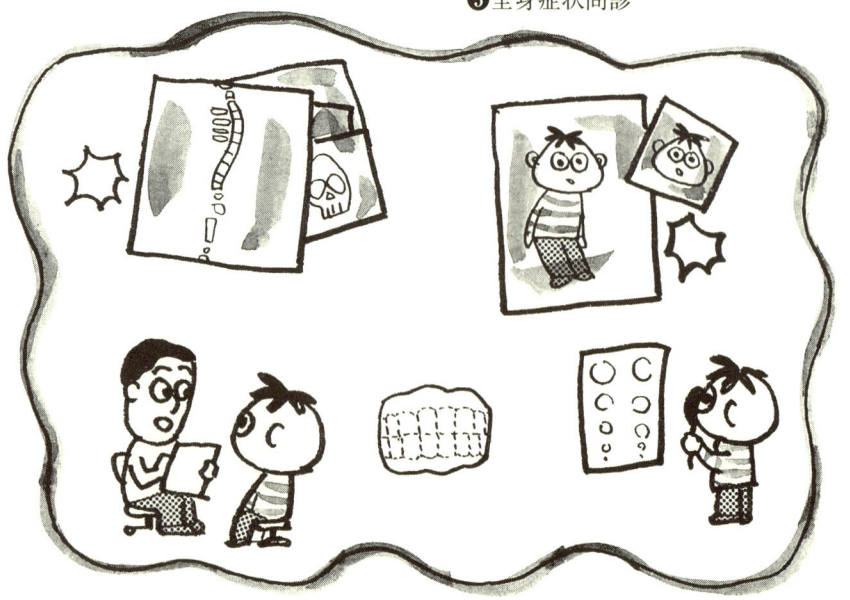

以上の診断資料を基に、正しいと思われる下顎位を割り出します。正しいと判断される位置に下顎位の補正を行い、その位置でシリコン材などを用いて咬合採得（咬み合わせの位置決め）を行います。このシリコンを咬んでいただいたとき、患者さんの症状はすぐに著しく改善を認めるのが一般的です。シリコンをかんで15分も経過しただけで、頭痛が消え、肩や首や背の凝りが軽減し、ふらつきが消える、というような変化が現れるので患者さんが驚きます。

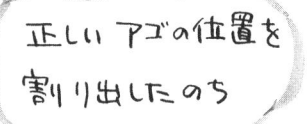

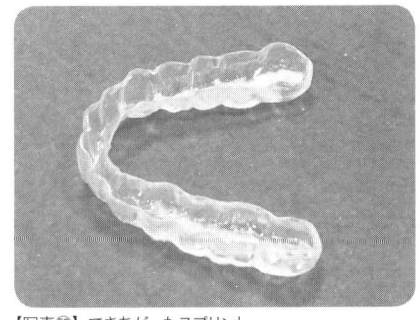

【写真52】できあがったスプリント。

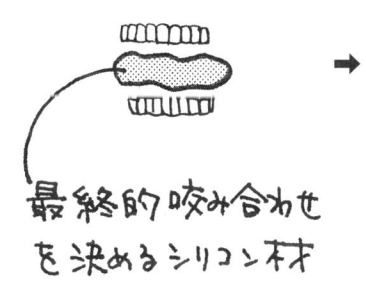

　治療の流れは次のようなものです。
❶咬合採得したシリコンを石膏模型（歯型）にかませ、歯型を咬合器に装着する
❷上記の模型上で、プラスチック製のスプリント（マウスピースのようなもの）を製作
❸スプリントを患者さんの歯列にはめ、調整する。調整は何回か行って、下顎位を正中（正しい真ん中）に補正する
❹症状が消えた位置で、安定して正しく咬めるように補綴（歯にクラウンを被せたり、白いプラスチック人工歯を接着したりすること）する
❺最後に微調整を何回か行う

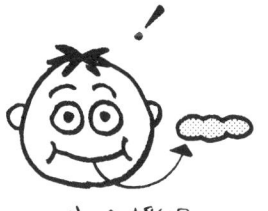

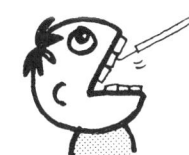

第8章　体の異常は咬み合わせに原因があった

②実際の治療例

　15歳の男子高校生の例を示します。【写真㊾】をご覧ください。下顎が左方向（向かって右）にずれていて、小臼歯部も上下の間にすき間があり、ほとんど咬んでいません。硬いものをしっかり咬んでいないと、このようになってしまうのです。このように下顎が左に偏位すると、首は【写真㊿】のように右に傾きます。体の重心が左に傾き左に倒れるのを防ぐため、首を右に傾けてバランスを取るのです。同様に防御反応として左足を突っ張るので、左足にしびれなどが出やすくなります。このような重心のずれを補正するため体を曲げるので【写真㊿】の点線のように体の歪みが生じます。その結果、疲労感、首や頭の痛みなど身体症状が出現し、同様に無気力感や夢遊病のような神経症状も現れました。

　【写真㊿】は下顎のずれを補正する目的でスプリントを装着したところです。上下歯列の正中がほぼ合致しました。こうすると姿勢も【写真㊿】のように正しくなります。首、背、脚が真っすぐになっているのが分かります。同

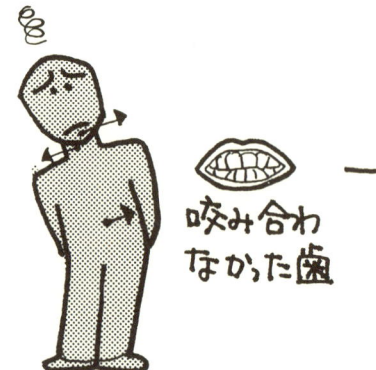

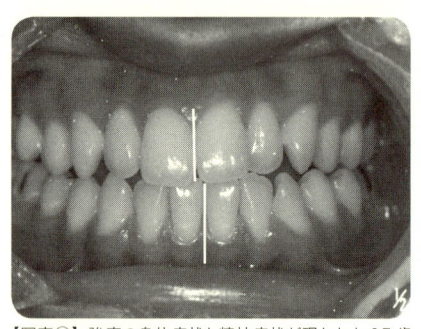

【写真㊾】強度の身体症状と精神症状が現われた15歳の少年の咬み合わせ。上顎歯列に比べ、下顎が左（向かって右）にずれている。

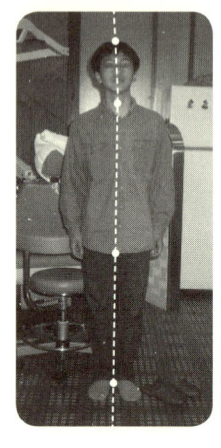

【写真㊿】下顎が左に偏位しているため、顔は左に曲っている。重心が左にズレると、点線のように首を右に傾けてバランスをとろうとする。

時に急に正気に戻ったように精神症状も消えたのです。下顎の偏位が体の重心のずれを引き起こし、体が歪んだ結果、症状が現れるわけですから、咬み合わせを正常に治す効果は顕著に現れるのです。

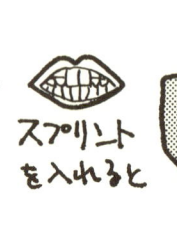

咬み合わなかった歯 → スプリントを入れると　姿勢が正しくなり、急に精神症状も消えた

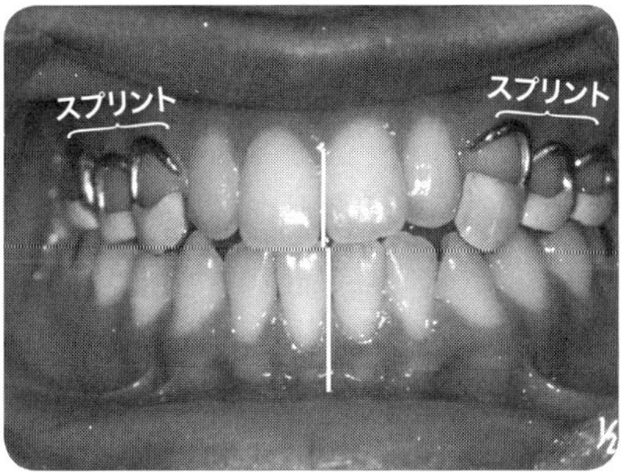
スプリント
スプリント

【写真(55)】偏位した下顎位を正中に補正するためのスプリントという装置をつけたところ。

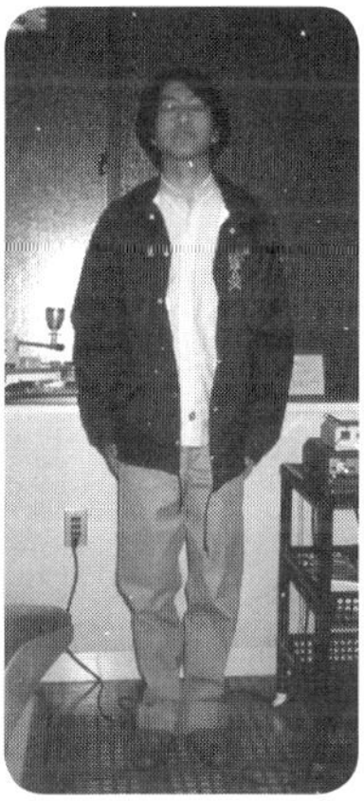

【写真(56)】下顎が補正されると、首、背、脚がまっすぐに戻る。身体症状と精神症状が消えた。

③身体を鍛えないと根本解決ではない

このことを知ったある中年の男性が来院しました。一番悩んでいるのは片足が氷のように冷え、夏でもカイロが離せず、夜も眠れないということです。この男性はがっちりした体格で筋肉も十分発達していましたから、悪い治療の結果狂った咬み合わせを補正するため、シリコンを咬んでいただいたらすぐにその場で足も温かくなり、驚いていました。

しかし、最近の若年者たちの多くは、全身が退化し、体格が貧弱な例が多く認められます。このような場合、咬み合わせの補正を医師に任せれば万事OKではありません。治療を受ける前にまず自身で努力し、身体を鍛える必要があることをきちっと認識する必要があることを忘れないでほしいと思います。

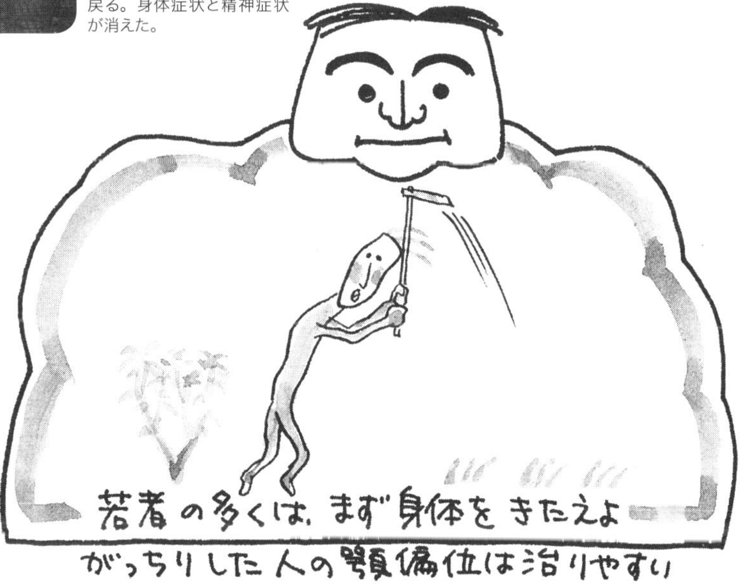
若者の多くは、まず身体をきたえよ
がっちりした人の顎偏位は治りやすい

8章まとめ

🦷 咬み合わせが狂っただけで頭痛・肩コリ…精神症状まであらわれる

🦷 不正咬合の原因は現代人の身体の退化（体格不良）と歯キキの不良治療。

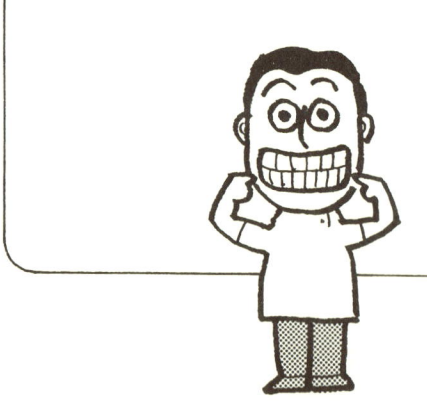

第9章
退化が私たちを蝕んでいく

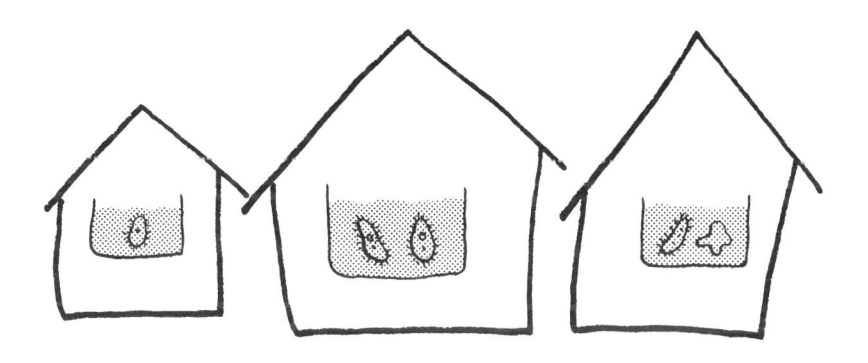

(1) 17歳閾値説

　17歳の少年による殺人など、異常な犯罪の多発が社会不安を引き起こしています。私はそれらは今まで兆候として見え隠れしながら潜伏し、増え続けてきた日本人の異変が、いよいよ閾値（限界値）を超え、現象として表に現れ始めたに過ぎないと理解しています。

　自然や文化の破壊が進み、食生活が混乱し、化学物質の汚染が進行すれば、一方で人間の生命力や抵抗力の低下が進行し、同時に神経、免疫系、代謝系、遺伝情報などの破壊と混乱が進行します。私はこの抵抗力下降と破壊の上昇が同時進行すれば、いつかはデッドクロス（株価の移動平均グラフで上昇気味の中・長期の平均線に下降に転じた平均線が交差し、株価の下落を予告する）を示すと推測し、警告し続けてきましたので、現在の状況をよく理解できます。さらに予測できることは、異常な事件はさらに増加し、大事件にまでならなくても、過去に見られなかった特殊な人たちが相当な割合を占めるに至り、社会問題を引き起こすであろう、ということです。

　私は歯科医師として臨床現場で30年以上働いていますが、年々、若年者に増加する異変に危機感を持たざるを得ません。心身とも崩壊した患者さんが増加しています。それだけでなく、診療スタッフにも、昔と違う様子が見られます。よく観察すると顔が左右に曲がっている人が多く、咬合のずれがあることを示しています。患者さんと同様、彼らも疲れやすく冷え性で、夏でもカーディガンを着ています。そのうえ困るのは、面と向かい大きい声で呼び掛けても反応しないことがあるのです。私はこのような事態を放置してはいけないと主張し続けてきました。

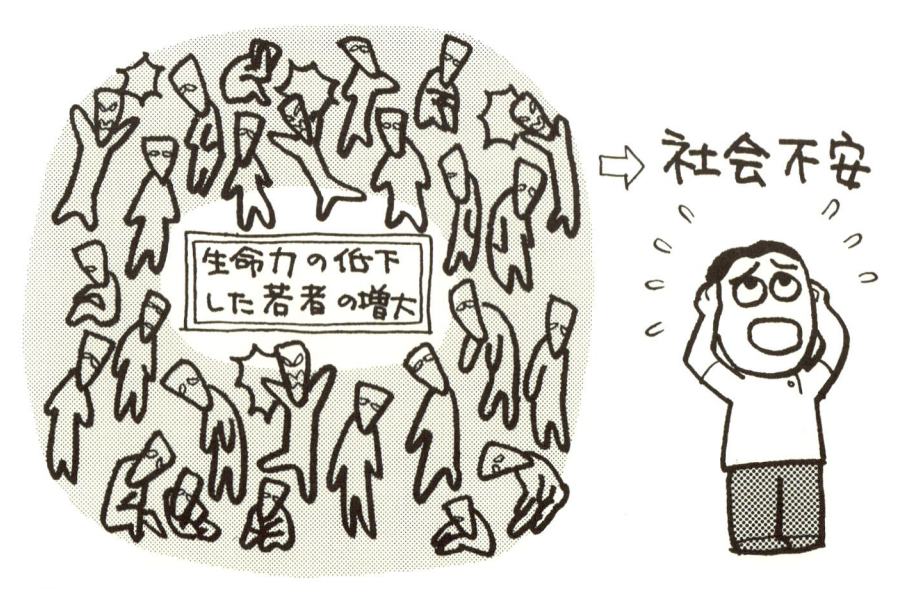

（2）生きる力をなくした若者の体

①現代の若者の歯と身体の特徴

最近の日本人の若者の身体は、本来の人間の姿から遠ざかりつつあると思います。最初に典型的な例を示します。【写真(57)】は17歳の男子高校生の顔ですが、顔が細長く、顎の先は目立って細く、全体的に右に偏位しています。プライバシー保護のため目を隠していますが、左目（向かって右）は、右目より下がり、顔の正中に線を引くと左半分（向かって右）のボリュームがなく、張りがありません。右半分は明るい顔ですが、左半分は死んだ人のようです。皮膚には充実した質感がなく、生気に欠けます。このような特徴が多くの若者に共通して見られます。

この高校生の場合、左肩が下がっているのも特徴です。【写真(58)】は全身を横から見たものですが、首が前方に落ち、猫背になっています。下顎角（点線）は、本来、直角に近いのですが、大きく開いています。このような人の多くは、腕や足の筋肉も退化して細く、目は輝きがなく、ふし穴のようです。比べてみるとよく分かりますので【写真(59)】をご覧下さい。この37歳の男性は有機無農薬の農業を長く営んでいますが、モンゴロイド系のしっかりした骨格で顎が張り、顔は左右対称で、色艶良好、元気そのものです。

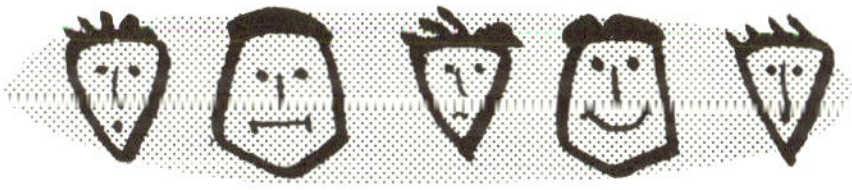

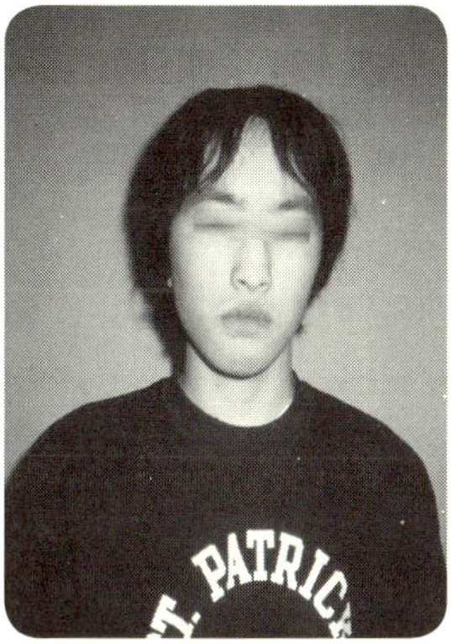

【写真(57)】17歳男子高校生の顔。退化型の典型で、元気がない。

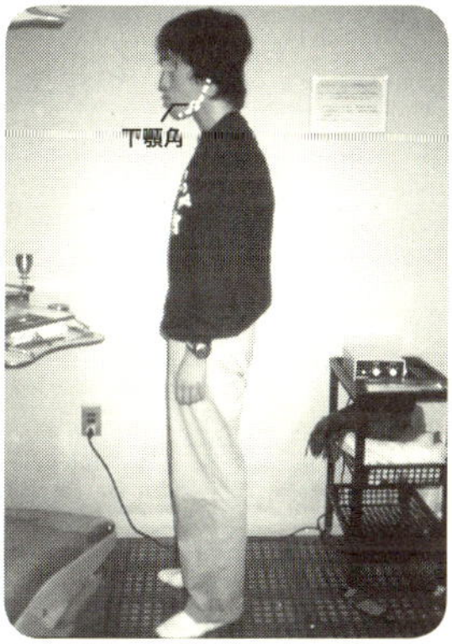

【写真(58)】横から見た姿勢。猫背で首が前方に落ちている。頸椎、胸椎などが弯曲し、不快症状が現れる。

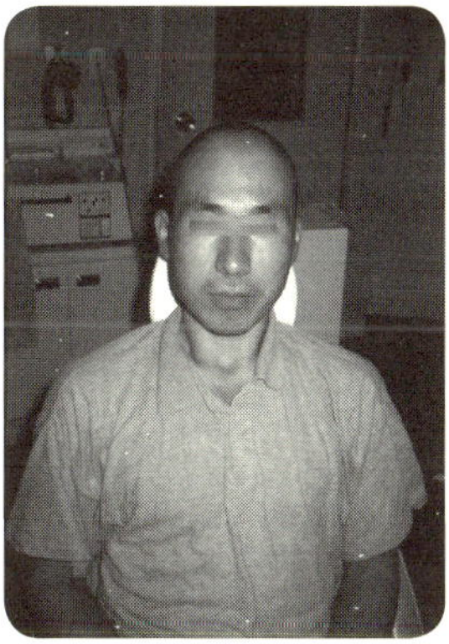

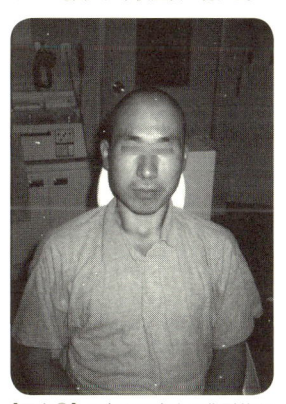

【写真(59)】元気な日本人の典型的な顔形。色や艶も良い。

この2人の男性には、歯列にも大きな差が認められます。高校生の歯列はV字型で狭く、臼歯が舌側に傾斜しています。臼歯の萌出度は悪く、歯肉から少し顔を出しているのみです。クラウディング（乱杭歯）が目立ち、硬いものをよく咬まないので、歯はまったく摩耗（咬耗）していません。それに対し、【写真(59)】の男性の歯列は広いU字型で、臼歯は直立し、高く頭を出しています。硬いものをよく咬んでいるため臼歯にははっきりと咬耗が認められます。

前者の顔や歯列の特徴は退化型で、日常生活も満足にできません。学校に行く元気がなく、不登校になったりしています。また、気力、集中力がなく、部屋の中でゴロゴロしてばかりいます。全身的に不調で、倦怠感、頭や首、肩などの凝り、痛みなどに悩み続けているのです。それに比べ、後者は健康そのものです。

私が憂慮するのは、この高校生のような若者が決して少数ではなく急増している点です。私は小学校の校医をしていましたが、歯列や咬合が正常と判断できる児童は本当に少なく、約1割程度しか見られないのです。そして、そのままの生活を続けていると高校生のころから、先に見た例のように、急にひどい身体症状が現れ、勉強ができなくなったり不登校になったりします。廃人のようになり、完全に社会生活から脱落していく人たちもたくさん見てきました。

それほどひどい症状にならなくても、不定愁訴に悩みながらやっと仕事をしている若者はどこにでもいます。長く歩くこと、重いものを持つことが苦手で、道路などに座り込む若者の姿もあちこちで見られます。この退化現象が続く先にどんなことが起こるか私は大変心配です。現在、超高齢化社会が問題視されていますが、近い将来、若者が働けず、病み、医療費が増大し、国は疲弊破綻するというもっと深刻な事態が予想されるのです。

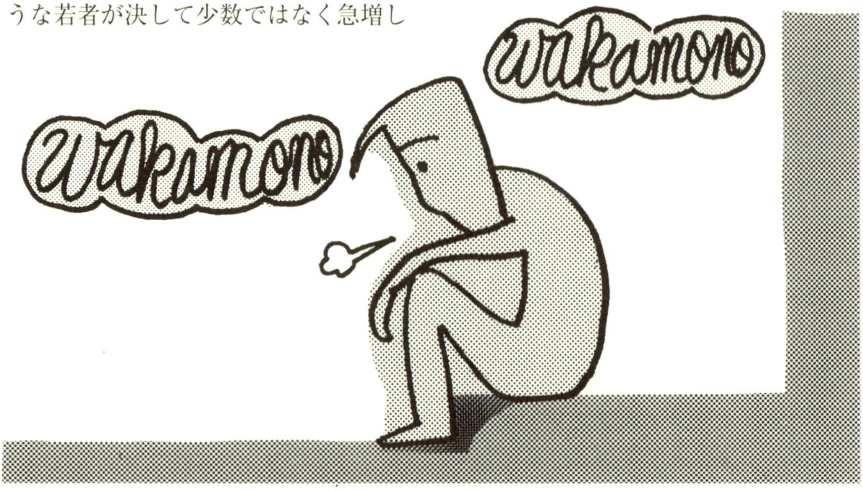

②現代人の退化の原因

現代人の心身の退化や崩壊が進む要因は、いくつも考えられます。しかし、主な要因は次の3点にまとめられると思います。

1. 肉体的運動量が減少したこと

肉体労働の減少、歩行の減少などが全身の骨格、筋肉を退化させ自分の体を支える力がなくなった。自然の食物をよく咬まなくなって顎口腔系の骨格、筋肉が退化したことにより、体の重心の偏位が生じ、脊柱が不自然に曲がった。

2. 食生活が混乱したこと

食生活の急激な変化、加工食品の多用などにより、身体の成長が不自然になった。

3. 化学物質による汚染が進行したこと

ダイオキシンやPCBをはじめ、歯の充填物からも溶出するビスフェノールAなどの多量の化学物質が体内に取り込まれ、体だけでなく脳や神経まで異常を来すに至った。

心身に退化現象の見られる患者さんを治療することは私たちにとっても負担です。彼らは視力低下、視界狭窄など、肉体的異常を起こすのみでなく、精神的にも周囲や他者が見えなくなって自分勝手になり、キレやすくなる傾向が強く見られるのです。

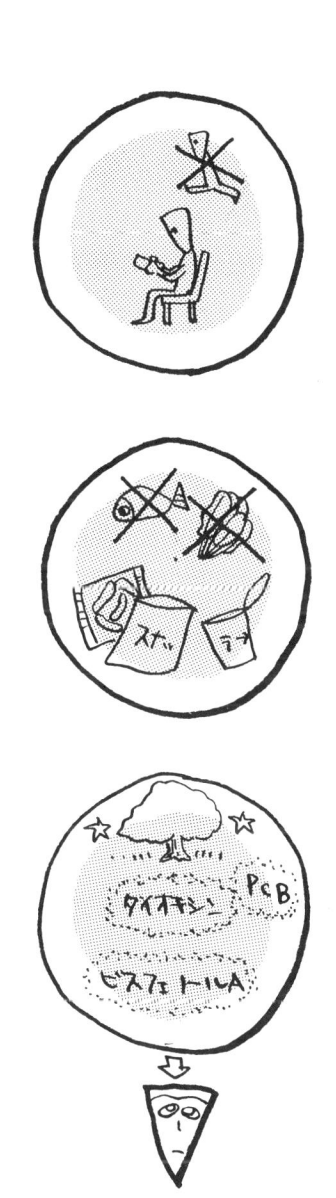

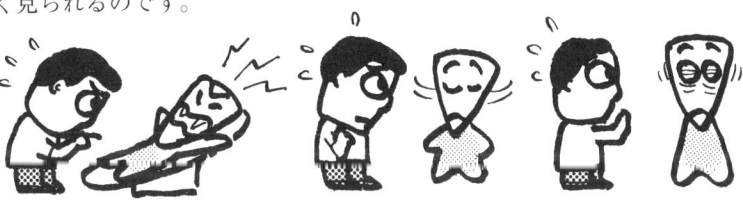

(3) 日本人の異常は
　　一般の人にも拡大中

①患者さんに見られる異常

　私が最近、最も心配しているのは、日本人の異変が一部の患者さんや犯罪者という限定された人に見られる傾向ではなく、普通の生活者にもかなり広く拡大している点です。患者さんには、とにかく昔は見られなかった異常な人が多く見られます。何回説明しても理解したり決断したりすることができない人や、他の患者さんへの迷惑や医院のシステムなどを無視して自分のわがままばかり通そうとする人が目立ちます。

　歯や顎骨の状態から見て、当然、改善や回復に限度がある場合はたくさんありますが、その現状を理解せず、歯は永遠に持つものと考えたり、歯を治すと顔の歪みやシワまで治って理想的な顔になると思い込んだり、くどくどと苦情ばかり言う人が増えています。

　歯のことが気になって一日中手鏡をのぞいている人、毎日のように長い手紙をよこす人、測定値は正常なのに口臭が気になって人前に出られないと悩む人、権利意識ばかり振り回し、私たちを責めるばかりの人——このような患者さんが驚くほど増えています。日本は今後、どうなってしまうのかと途方に暮れてしまいます。

②他の分野でも異変は増加している

　歯科の分野以外の他のどの分野でも異常な人々の増加に悩んでいるようです。ある飛行機乗務員の女性は最近、無理な注文をつけたり、機内で暴れたり、乗務員を土下座させようとしたりする乗客が増えていると言っていました。一流会社の役員は、成績優秀な新人を採用してもウォッシュレットが完備されていないからと言って辞めるなど、とても考えられない人が増えていると言います。

　学校の先生は、手がつけられない生徒が増えているが、子供の躾ができな

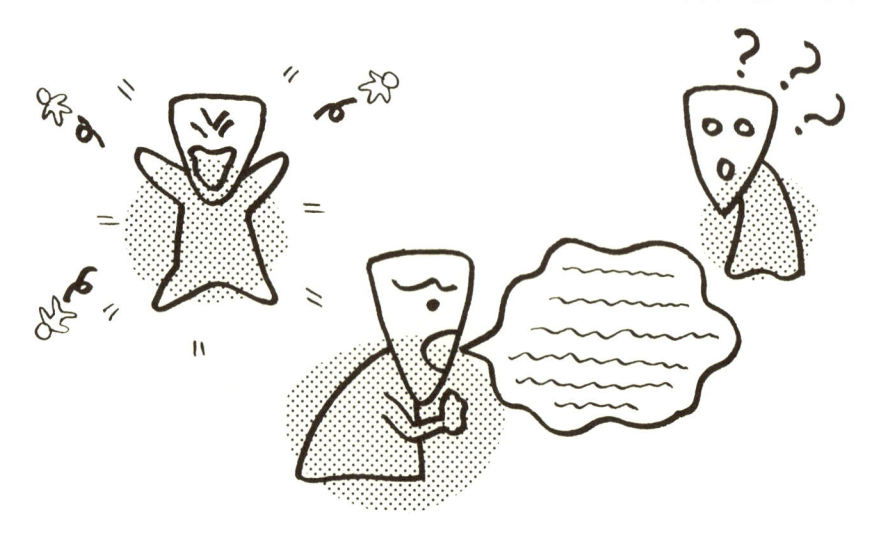

いうえに、学校に文句ばかり言う困った親も多いと悩んでいました。幼児を虐待する人も増えて社会問題になっています。

私が育ってきたころをよく思い起こしてみると、周囲にそのような人はまったく見当たりませんでした。私は昭和19年生まれで、敗戦後の混乱した貧しい時代に山村の小・中学校に通いました。昔は子供が多く、中学校は1クラス50人で1学年5クラスあり、250人もいたのです。その中ではもちろん、成績の良し悪しはありましたが、それぞれ自分の役割を自覚し、すばしっこく遊び、働きました。役に立たない子は一人もいませんでした。中卒で集団就職した仲間がたくさんいましたが、今、同級生に会うと、皆、頑張って立派になり、お互いに認め合うことができてとても幸せです。

私が子供のころ、皆が普通に持っていた人格や能力が、今の日本人には失われてしまったことが、私には無念でなりません。

③古代人の生活と健康

なぜ、それらが失われてしまったのでしょうか。その理由として考えられることの一つは生活、特に食生活が大きく変わったからだと思います。今の日本人は、自然から恵まれたそのままの食べ物を食べることが少なくなって加工食品や有害な添加物入りの食品を多く食べるようになり、心や体が健康ではなくなってしまいました。そしてもう一つは、体を十分に動かすことをしなくなったことです。

古代の日本人は、野や山や海などでとれる自然から恵まれたそのままの産物を食べ物にしていたので、太く緻密な顎骨をしていて、歯列は正しく、ムシバがありません。また、衣類や家を造ったり、狩りや遊びをしたりして盛んに体を動かしていたので体に十分な負荷がかかり、血行も良く、全身の隅々まで酸素や栄養が供給され頑丈な体となっていったのです。

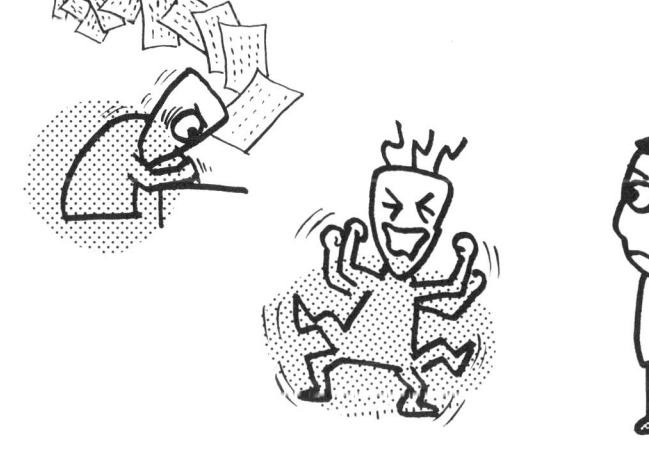

(4) 退化を防ぐためにすべきこと

その① よく咬み、よく運動する

　退化しないよう身を守るのはそれほど難しいことではありません。原則を知り、各人が少し努力をすれば大きな効果が現れます。ここで日常生活の中で個人が注意すべき原則をまとめてみます。

　その第一は何といっても運動量を増やすことです。特に日本人の戦後の運動量の減少は驚くべきものでした。急激な車社会の進展で歩くこと、走ることが激減したばかりか、それを厭(いと)うようにさえなりました。重いものを持ち運んだり、背負ったりすることも嫌われるようになりました。山登りや川遊びなど野外で動く遊びがなくなり、子供たちはテレビやゲームなど室内でしか遊ばなくなり、受験勉強もさらに野外での遊びを減少させました。

　最近は旅行、スキー、ゴルフに出掛けるときでさえ、宅配便を使うようになり、人々は少し重いものでも持ち歩くことをしなくなったのです。この結果、脊柱を支える全身の筋肉が脆弱(ぜいじゃく)になり、姿勢が崩れやすくなったのです。ダイエットし、針金のように細いスタイルが憧れの的になってしまいましたが、このように歪んだ美意識は終末的と言わなければなりません。

●運動量を増やそう

　とにかく可能な限り運動量を増やしてほしいのですが、多忙な現代の生活の中では無理なく実行できるものから取り入れましょう。まず、通勤、通学や買い物の時など駅やビル内でエスカレーター、エレベーターに乗るのをやめてみると、目の前にたくさんの無料アスレチックが出現します。駅や会社、デパートの階段などはいつでも簡単に実行できる無料アスレチックです。これだけでも運動量はかなり増え、足腰は強くなります。

　次に家の中のあちこちに2kg程度の鉄アレイ2個組を置き、暇があれば振り回しましょう。鉄アレイは2個で2000円あれば買えます。張り切って運動に出掛けるのは大変でも、家の中で時々、鉄アレイを持ち上げ、振り回すのは簡単です。雨や寒い日でも気軽に実行できます。これらを2週間ほど続けると体力は大きく向上し、最初15回鉄アレイを持ち上げると疲れたのに、50回やっても余裕になります。階段も一段抜きで楽々と上がれるようになります。こうして体力に自信が出てきたら、犬の散歩、山歩きなどを趣味にすると、さらに楽しく、体力も増強し、体調も良くなります。

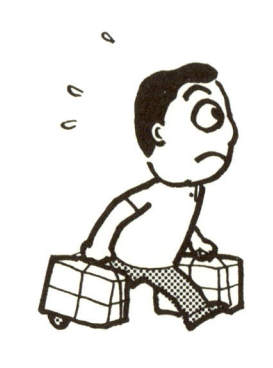

● **硬いものをよく咬んで食べよう**

　近年、軟らかいものしか食べない傾向が強く、顎の退化が進み、どんなに苦しい症状が出現しているかは先に述べました。とにかく、日本のように軟らかく加工したものばかり食べる民族は珍しいのです。よく咬むためには、咬む必要のある食物を食べなければなりません。軟らかいものは飲み込めると脳が判断し、飲み込んでしまうからです。パンはフランスパン、全粒粉パン、ご飯は玄米・一分づきなど硬いものにしましょう。これだけでも咬む回数は増えます。魚は切り身や刺身よりイワシの丸干し、小アジの空揚げなどを多くします。野菜は大きめに切り、炒めるときも浅く硬めにします。おやつもリンゴ、トウモロコシ、いり大豆、干した昆布やするめ、堅焼きせんべいなどを増やせば、咬む回数は相当、増加するのです。とにかくよく咬まなければ顎は小さくなり、歯は正常に萌出しないのです。こうして顎や歯列が正常に発達しないと、バランスの良い咬み合わせは獲得できないのです。

　しかし、既に咬合が狂ってしまっていると体調が悪く、運動どころではありません。そのような場合は、まず咬合調整や咬合治療を受け、咬合バランスを整えてから運動量を増やさないとかえって危険な場合があります。咬合バランスを整えることは大事な基本の一つなのです。

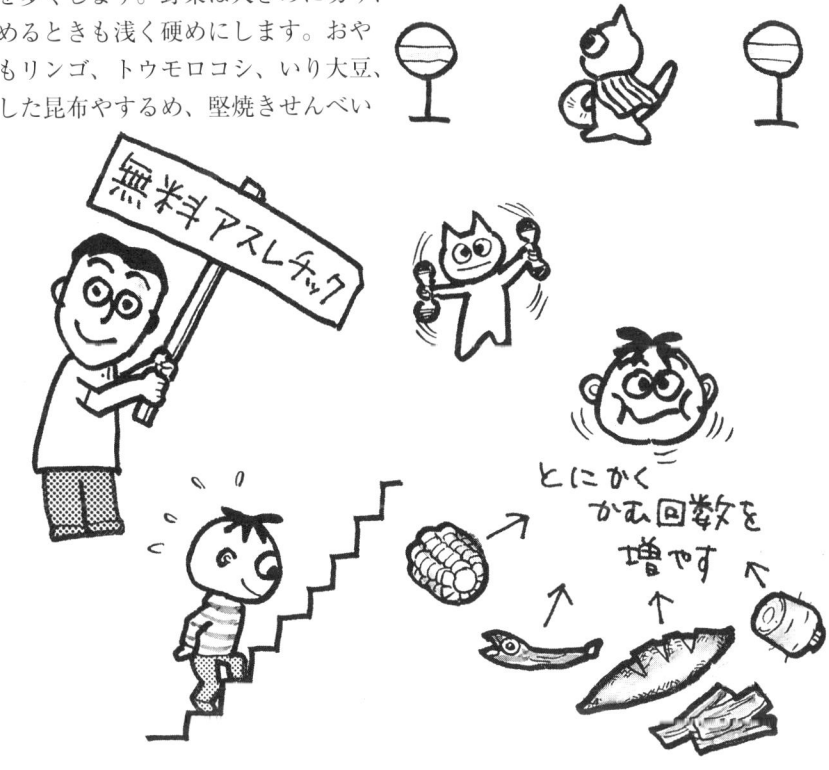

その② 食べ物は自然の恵みをバランスよく

　正しい咬合バランスを獲得し、姿勢が崩れにくい丈夫な筋力をつけることの大切さを前に述べました。もう一つに非常に重要な基本原則があります。それは食生活の基本を混乱させないことです。

　食生活の正しい基本は、「第1章ムシバ・歯列不正など歯科疾患を防ぐ食事」(P.22)を参考にして下さい。ポイントは、野菜（特に緑黄色野菜）、海藻、小魚、大豆製品、ごまを増やし、肉などの動物性たんぱく質、動物性脂肪、そして砂糖を減らすことです。そして、主食は未精白のものにすれば結果として高ミネラル、高ビタミン、高繊維となり驚くほど体調がよくなります。

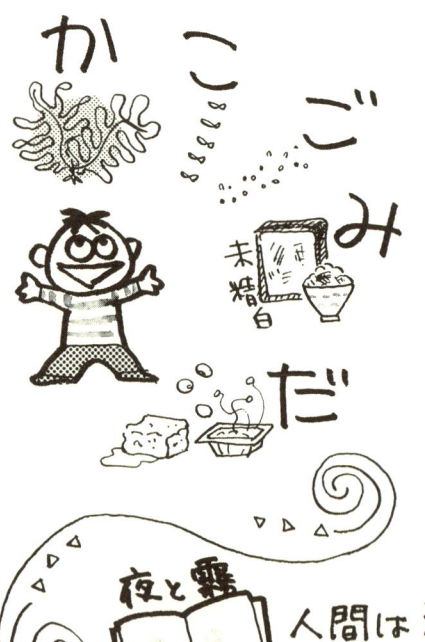

その③ 自分の心をバランスよく運転する

　人間的な機能を心身ともに維持向上させるために必要な基本条件として、咬み合わせバランスを整える、食べ物のバランスを整える、適度な運動量を取り入れるの3点を挙げました。さらにもう一つ大切な条件についてお話します。それは、心のバランスを上手に整えるこつを覚えることです。動物にも心や感情はあり、強いストレスを与えると弱ったり死んだりしますが、人間はとりわけ精神性が強い生物です。自分の精神をどのように鍛え、心を上手に運転できるか、それが大変重要な働きをするのです。

●心のバランスが健康をも左右

　アウシュビッツ強制収容所に捕らえられ、生還した精神医学者V. E. フランクルのことはご存じだと思います。何百万人もの囚人をガス室で殺したあの収容所で、フランクルは希望を失うことなく生き抜き、仲間を励まし、人間とは何かをよく観察し、『夜と霧』という観察記録を書きました。

　この中で一人の仲間の生と死を見つめた記録から、人間は希望を失った瞬間、精神的にも肉体的にも崩壊する、と記しています。一人の囚人が、ある定められた日に解放軍がやってきて、自分たちは救われるという情報を信じ

ていました。重いチフスにかかったその囚人は、その日に望みをつなぎ、指折り数えながら意識も鮮明なまま生き続けます。しかし、その日が来ても解放軍は来ず、次の日囚人は意識を失い、息絶えたのです。

　フランクルは、これら多くの事例を見つめ、希望を持ち続けることの大切さを説き、仲間を励まし続けたのです。収容所の窓の外の雪の荒野に一つ放り出されている棺(ひつぎ)も、見方によっては美しい海に浮かぶ小船にも見える、とフランクルは語っていました。また、心の持ち方によっては収容所の窓から見る赤い夕陽に感動することもできる、と記しています。そして、どんな人生にも意味があるから、希望を失わないで生きることが大切だと説き続けたのです。

　また、戦後派文学に親しんだ私は、戦場の極限状況の中で、絶望の底から希望をもって立ち上がった人々の作品に触れ、感銘を受けました。その後、多くの研究者が、希望や前向きな精神が人間の生命力を高めることを証明したのです。人生に苦しいことや嫌なことは付き物です。それらに耐える強い精神を鍛え、どんな状況にも前向きに希望を持ち、自分らしい尊厳を持って向かう生き方を身につけたいものです。

● **責任ある存在は病気に侵されにくい**

　もう一つの研究を紹介します。フランクルの弟子でもある高島博博士が『実存心身医学入門』の中で唱えているのですが、集団全体を研究すると、責任あるポジションにいる人ほど流行病などにかかりにくく、日和見(ひよりみ)で不安な層が一番かかりやすい、というものです。身の回りを見ていてもこれが真実であることが分かります。責任ある人ほど風邪を引いて休むということがありません。そうでない人ほど風邪などで多く休みます。責任をしっかり果たそうとする、重みのある前向きな精神が免疫力を高めるのです。逆に軽い無責任層、不安層など、逃げの姿勢にある人の免疫力は低下するのです。

　何かあると乱されやすい心は、すぐにバランスを失い、生命力は低下し、病み滅びます。極限状況を想定し、それに耐えられる強靭(きょうじん)な心を鍛えておくこと、それから、どんなときにも人生には意味があるとフランクルが説く自分の人生を、責任を全うし、意味を深め、前向きに生きる心を保つこと、これらをうまくセルフコントロールすることを身につけることがとても大切だと考えます。

　体と同様、心にも一定の負荷をかけないと強くなりません。体も心もよく働かせ、必要な休息を上手にとりましょう。

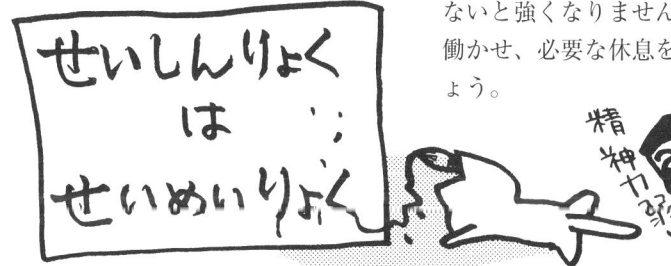

（5）退化を超える本質は文化の再建にある

①文化の崩壊の根本にあるもの

「病んだ口腔をのぞくと、私の目には病んだ世界が重なって見える。病むいのちを癒すこと、それは、病む社会、病む自然をそっくり癒すことである……」。この言葉は私が1984年に出版した『癒しの思想』（柏樹社、2004年、春秋社より復刊）の裏表紙に記されているものです。その後、20年以上臨床医として人々の変化と、世の中の移ろいを見つめてきた現在、この確信は、ますます強いものになっています。現状の日本の流れのままに文化の崩壊が進めば、退化病と呼んでもよい体調不良者、生きる力をなくした若年層はもっともっと増えるに違いありません。日本民族の浮沈に関わる問題になると予測されます。人間は環境の子、文化の子としてその影響下で生きますから、その結果は当然、人間の心身に現れることになるのは避けられません。

私はなぜ日本人に、特に多くの若年層に退化の進行が見られるのか疑問を持ちました。諸外国では咬合の異常から心身の異常や苦痛を訴える患者はあまり多く認められず、したがって咬合と心身の異常との関係を研究する歯科医学はほとんど発達していません。その必要が少ないから、研究されていないわけです。また、日本だけを見ても、このような異変が多く見られるように

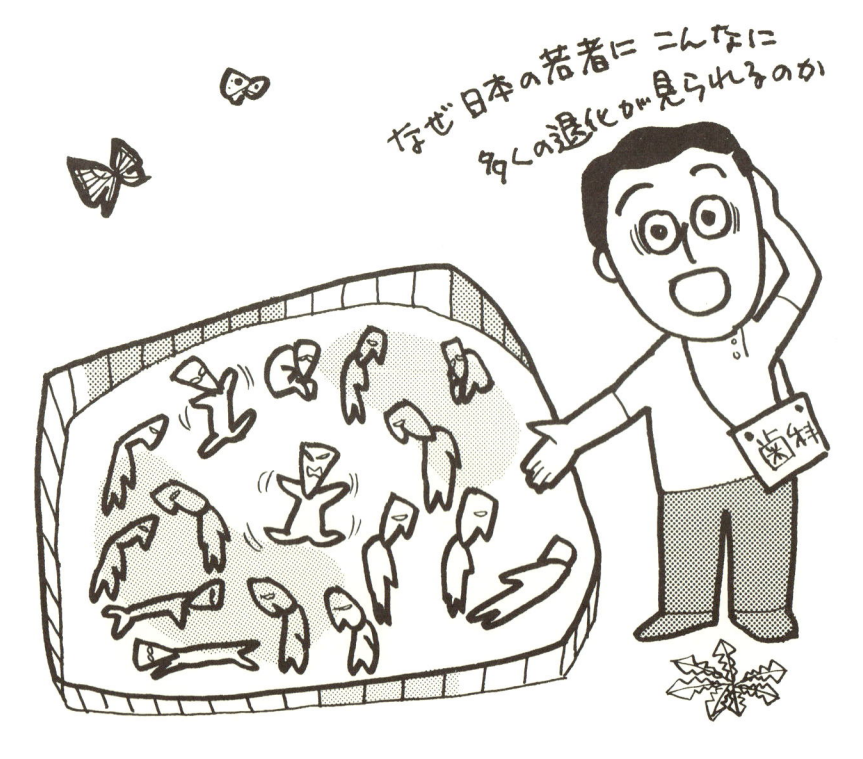

なったのは極めて最近のことで、せいぜいここ20年くらいの間に目に付いてきた変化なのです。縄文時代や鎌倉時代などの日本人の祖先の骨や歯を調べても退化現象は認められず、退化による異常は日本人の遺伝形質によって起きたのではなく、生活の変化が原因であることが分かります。

そこで私は、人間の暮らし方、特に食生活と人間の身体との関係に興味を持ち、約40カ国を観察して歩きました。調査も何回も行いましたが、そのたびに痛感するのは、日本ほど食も文化も激しく根本的に崩壊した国は珍しいということでした。そして私は、この根本的な崩壊は、日本人が本質を見つめ、本質を考える習慣を失ったことから出発していると感じました。

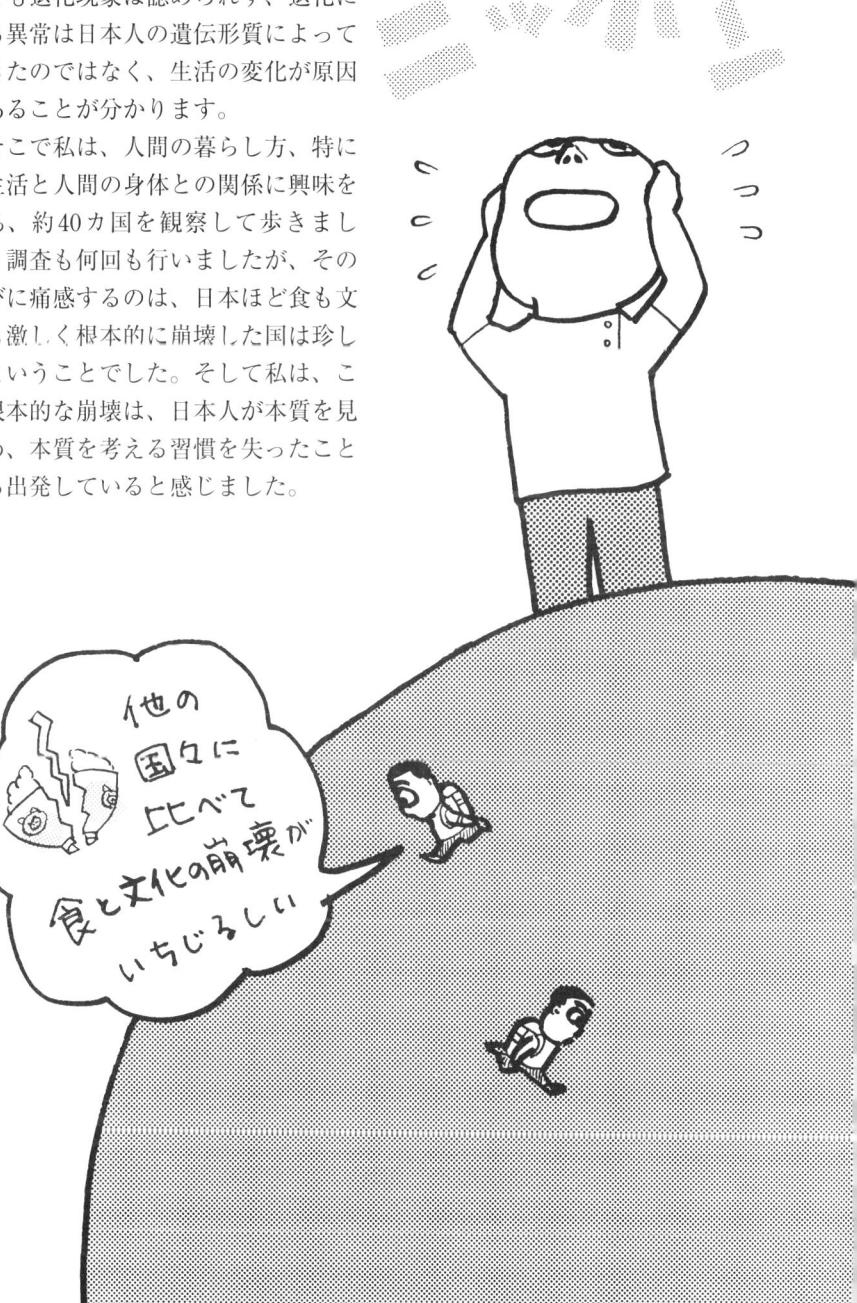

②文化再建は本質を見つめた思索と討論から

　例えば食文化を例にとっても、日本の食は「生物は生物のみを食べて生きられる」という鉄則を大きく踏み外しています。ヨーロッパの果物と日本の果物を比較してみると両者の考え方、文化の違いの大きさに驚きます。

　ヨーロッパや諸外国のリンゴや梨、ブドウなどは、皆、小粒です。しかし、味や香りが豊かで、とても美味です。化学肥料を投入し、大きくして売ろうなどという考え方は否定されているのです。ワイン用のブドウに化学肥料を用いれば１本の樹のブドウからたくさんのワインができるそうです。しかし、ヨーロッパの考え方では、それはワインではないのです。たとえ１本のブドウの樹からグラス１杯分のワインしかできなくても、彼らはそれにこだわり、それを選びます。一面に栽培されているオリーブやひまわりにも化学肥料を与えることはしません。日本人はまったく逆の方向へのこだわりをもっています。いかに少ない面積で大きな果物をたくさんとるか、という方向に向かっているのです。

出荷時にきれいにされますが、果樹園で見るリンゴは農薬で真っ白です。どんなに大きく立派でも、日本のリンゴは"いのちの食の基準"から外れているのです。日本と諸外国の１ヘクタール当たりの農薬投入量を比較すると、日本の多さは世界から非常識と見られます。

　日本の食も昔は本質を踏み外したものではありませんでした。再現された日本の古代食などを見てみると、自然そのものです。ドイツで食べた昼食は焼いた肉と野菜、パンで、すべて元の姿が分かる調理です。もちろん、両者ともよく咬まなければのみ込めず、栄養バランスも良好です。

　さて、衣食住や化粧、言葉などすべての文化の分野で、人間の生き方とはどうあるべきか、本質を考えるべきである、と私は考えます。本質に沿ってよく議論を重ね、方向を決めることが大切です。本質から外れて何でも放任することが許容力でも優しさでもないのです。茶髪も授業妨害も何でも認める先には、文化と人間の姿の崩壊が予測されるのですから。

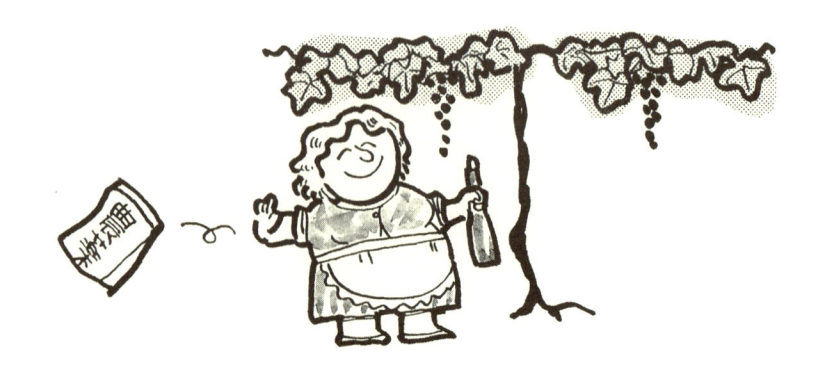

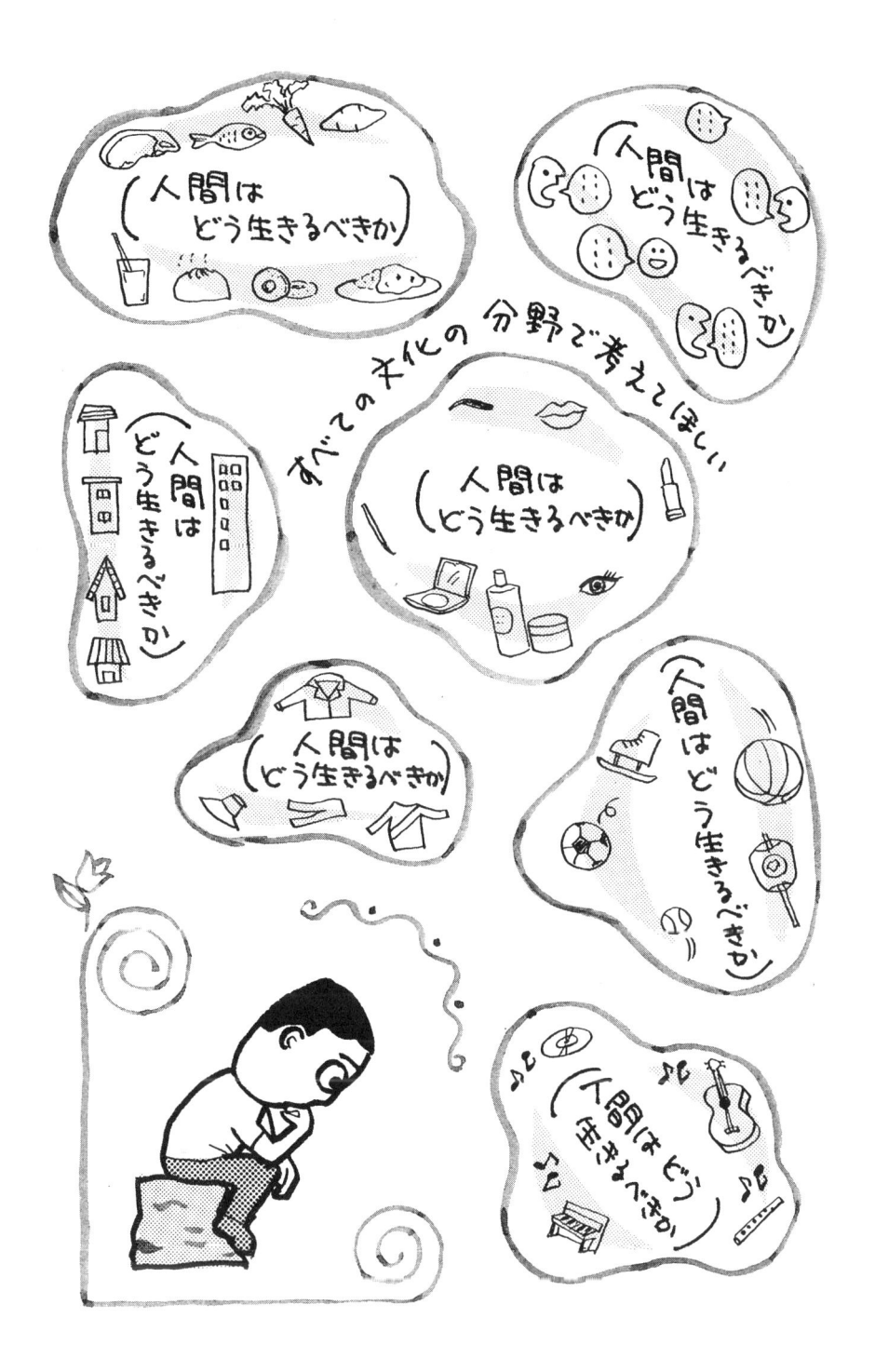

第9章　退化が私たちを蝕んでいく

（6）滅びの予兆を超えるために社会として努力すべきこと

　精神的にも肉体的にも日本人の形が融けて崩れていくような現在の状況を私は、日本融解現象と呼んできました。この現象は放置すれば進行していくばかりです。その先には、日本人の健全性の滅びが予見され、民族の活力や文化の崩壊が懸念されます。なぜ、特に戦後に、このような崩壊が進行したのか、今よく考え、反省する必要があると私は考えています。少し厳しく聞こえるかもしれませんが、日本における人間復活のために少なくとも次の点を克服する必要があると考えています。

①正しい保守主義の欠落

　日本では文化や自然を保守することの大切さを認識した本当の意味での保守思想は、あまり育っていなかったのかもしれません。いわゆる保守勢力は、お金のためなら自然も文化財もどんどん開発（破壊）してきました。ヨーロッパと比較するとそれがよく分かります。ドイツでは戦争中、やむなく樹を切るとき、どこにどんな木があったか克明に記録をとりました。そして終戦後、正確にもともとそこにあった樹を植え、シュバルツバルトやその他の森を復活させたのです。イタリアでも庭木一本切るにも許可が必要で、安易に樹を切ることはできません。家の改修も昔からの素材、色、デザインをそのまま復活させることが求められます。北欧でも工場から汚水が流出すれば直ちに厳しく処罰されます。これらの保守思想は、食、服装、家族関係などに深く浸透しています。食物を化学物質で育てることを嫌い、昔と基本的に変わらない食生活を営んでいます。

　最近の日本はどうでしょうか。自然は破壊されて水は汚れ、食品も化学物質まみれです。言葉も服装も化粧も乱れ、日本人とは判断できないような若い人があふれています。そして何より

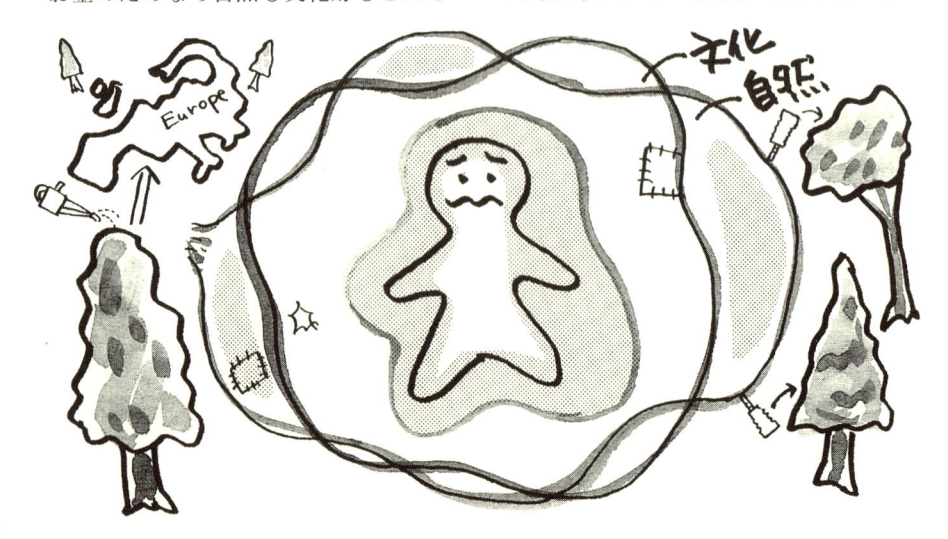

も救い難いことは、これらの乱れを批判することが反動的であるかのように非難されるのです。私は、人間は、ある程度の枠がなければ自壊する生き物だと考えています。その望ましい枠とは、力による支配ではなく、文化による人間関係のソフトな支配であると思うのです。

②責任を問わず権利ばかり主張する誤った人権主義の蔓延

私は戦後思想史を勉強してきましたが、日本の戦後民主主義が誤りを犯した最大のポイントは次の点だと思います。責任を果たした者のみに権利が与えられるということをもっと教育していくべきであったと思います。これもヨーロッパと比較してみるとよく分かります。古城の高い城壁にはフェンスがなく、市民はその壁の上を散歩しています。フィヨルドの断崖にもほとんどフェンスはありません。危険は自分で回避しなければならないのです。

日本では、子供が川に落ちると行政が責任を問われ、川はフェンスで囲まれ、子供は川に近づかず、危険を回避する能力も失いました。イギリスの学級で騒がしくする子供は、親の躾が責められます。日本ではその子供を厳しく責めれば先生が親から怒られるのです。本当の優しさは、もっと厳しい躾や教育を伴うものであると私は思うのです。甘やかしや過保護は日本人を駄目にしたと考えています。

③論理性の否定

もう一つ、日本では公正な議論を嫌いますが、これがあいまいで不透明な社会を保護しています。相互批判が封じられるため責任が問われず、不公正、利権などが助長されます。

私の見解は厳し過ぎるように聞こえるかもしれませんが、これらをクリアして始めて人間らしく生きる文化、習慣、自然環境などが整い、責任能力も身につけた人間が育つと思うのです。

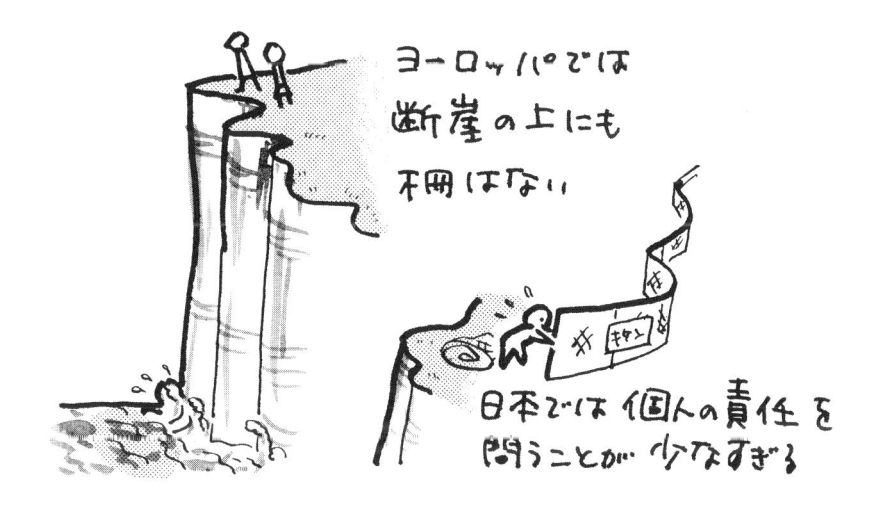

ヨーロッパでは断崖の上にも柵はない

日本では個人の責任を問うことが少なすぎる

第9章 退化が私たちを蝕んでいく

---9章まとめ---

日本人の身体、精神の
退化は著しい。
35年の歯科臨床医と
しての実感です。

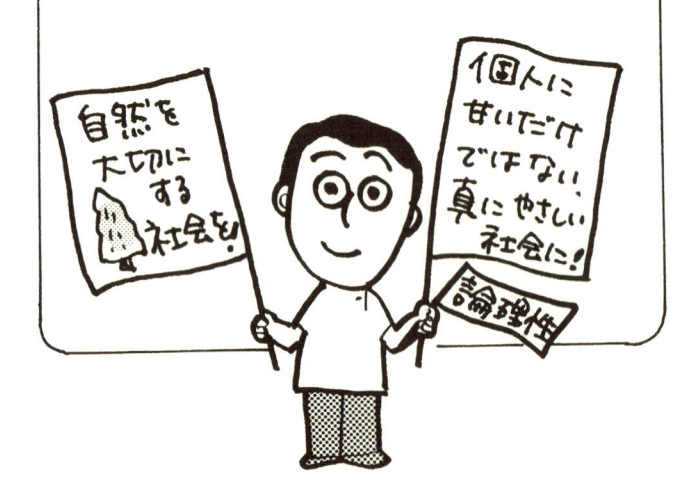

(自然を大切にする社会を)
(個人に甘いだけではない真にやさしい社会に！)
(論理性)

第10章
賢い患者になろう

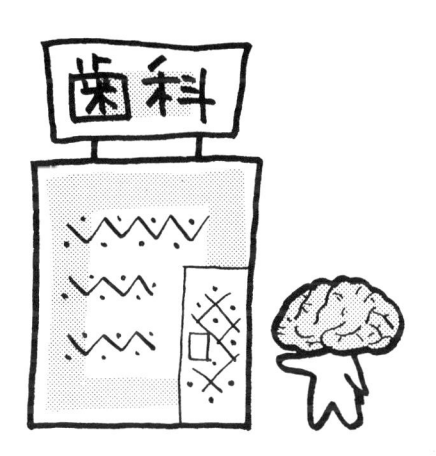

(1) パーフェクトな治療とは

　技術的な面からだけで評価しても、歯の治療は、一般の人が考えているよりずっと難しいものです。

　一生懸命に研修を続け、妥協しない強い意志や情熱をもち、身を削るほど集中して治療にあたっても、全ての面で技術的に完全な治療はなかなかできないものです。毎日、たくさんの新しい患者さんを診察していると、あまりにひどい治療ばかりで気分が悪くなるほどですが、良い治療を行っている歯科医は数えるほどしかいないのが現実で、いかに良い治療をするのが難しいかを物語っています。

　少なくとも次のような点で評価し、正しい治療が行われてなければ、歯は必ずダメになると言って間違いではありません。

●歯と補綴物（詰め物や被せ物）が精密に適合しているか

　歯と補綴物は可能な限りピッタリと合っていなければなりません。ムシバをつくる細菌の大きさは直径数ミクロンと小さいので、少しでもすき間があると入り込んでしまいます。

　顕微鏡で調べて、すき間が50ミクロン以上あると、必ずムシバになると言われています。

●補綴物の咬み合わせが精密に作ってあるか

　上下の歯の咬み合い方、当り方には精密なルールがあります。それが狂うと、食事で咬んでいるうちに歯や歯槽骨がダメになってしまいます。

　奥歯で物を咬み切る時、一本の臼歯に最大50kgもの力が加わります。一

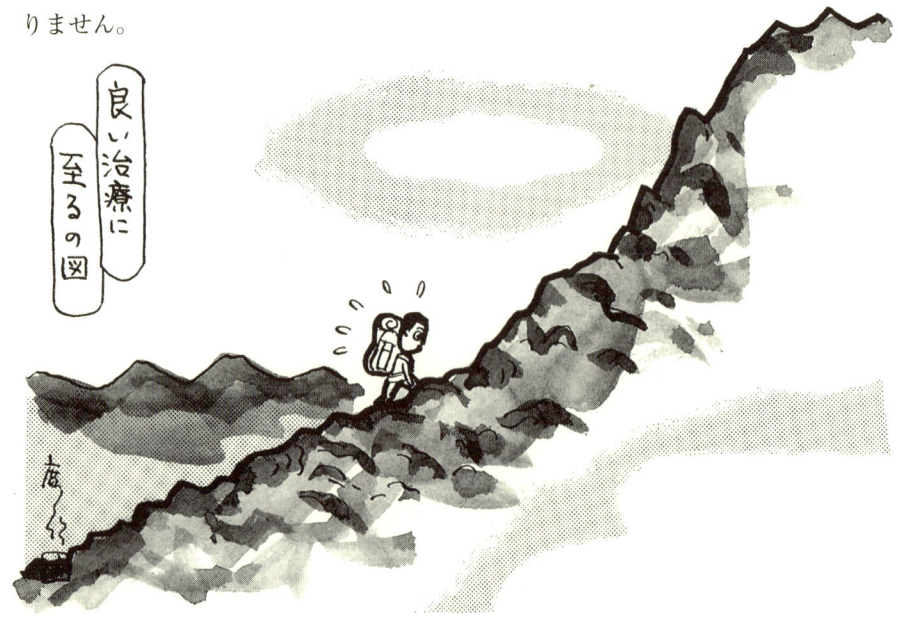

日何千回、それを毎日、何十年も続けるのですから、少しでも不自然な咬み合わせがあれば、歯はダメになってしまうのです。

　真ん中で咬んだ時、下顎を左右、前後にずらした時、それぞれ正しい咬み方がありますが、そのすべてを正しく作ることは、相当な力量が必要なのです。これも、正しい治療例がほとんど見当たりません。

●正しい根管治療がしてあるか

　ムシバなどが深く進行したりすると、いわゆる神経を取るという、抜髄を行います。抜髄した根管は細く、弯曲していて、その中を完全に清掃、消毒、乾燥させ、空隙が残らないように充填することはとても困難です。これが完全に行われていないと、その多くは歯根の先に膿がたまり、抜歯にいたります。

　この処置が正しく行われている例もほとんど見当たりません。そのほか、

●正しい歯周病治療がしてあるか

●矯正は正しく行われているか

●インプラントなどの外科処置は正しいか

　など、主なチェックポイントを評価してみて、そのすべてが正しく仕上っている例など、ほとんどゼロと言ってよい現状なのです。

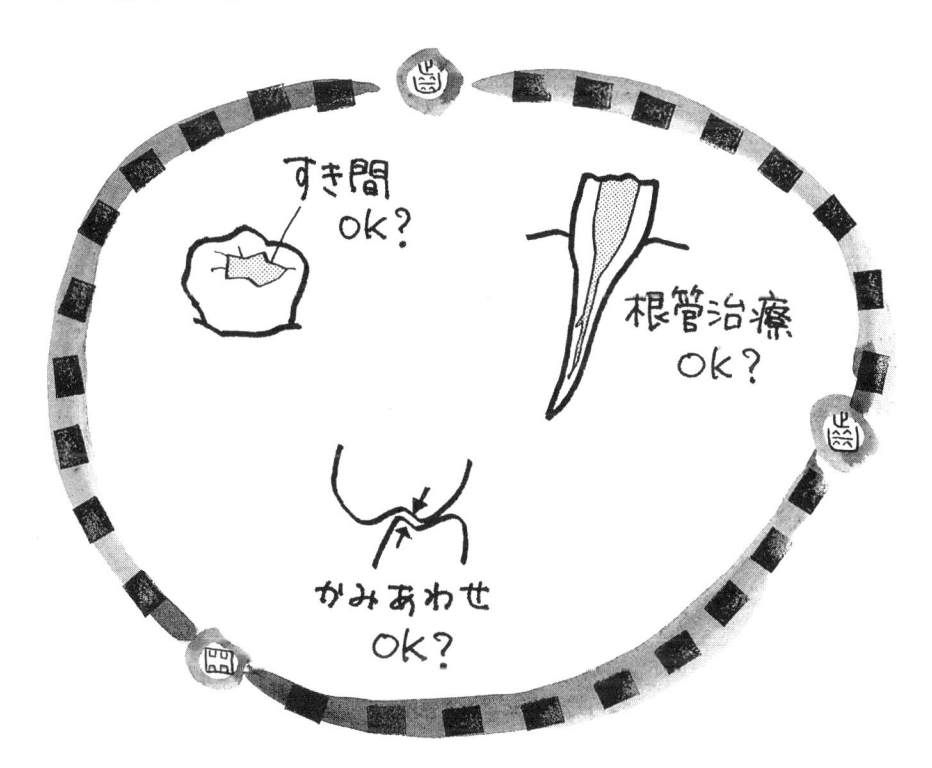

第10章　賢い患者になろう　**167**

①良い治療と悪い治療を比べて見ると

　良い治療と悪い治療は、レントゲン写真を比べても一目瞭然です。【写真⑥】が当院に初診で来院した時のもの、【写真㉑】が治療を正しくやり直した後のものです。【写真⑥】では根管治療も全てデタラメで手抜きです。白く映っている根管充填剤は根尖部まで届いてないため、根の先に黒い根尖病巣が映っています（矢印a）。やり直さなければ必ずダメになります。クラウンやブリッジの咬合が悪いために不適当な力が加わり歯槽骨が溶けて消失しています（矢印b）。またクラウンと歯の適合が悪く、空隙があるため、ムシバがたくさん再発しています（矢印c）。この結果、既に何本も抜かれてしまっています。

　このレントゲン写真から見る限り、治療を受けた歯は全てダメになりそうです。このように、ほぼ全ての歯が不良というのが日本の現状なのです。なぜほとんどの歯科医師がこのように醜い治療をするのでしょうか。私は毎日初診のレントゲンを見ていると人間嫌いになりそうです。

　これを私の医院でやり直したレントゲン【写真㉑】と比較して見て下さい。

　上下の顎にセットした補綴物が白く映っています。咬合平面が、自然でゆるやかなカーブを描いています（矢印a）。

　根管に充填された部分が白く映っています。根尖部までピッタリと、美しくきまっています（矢印b）。

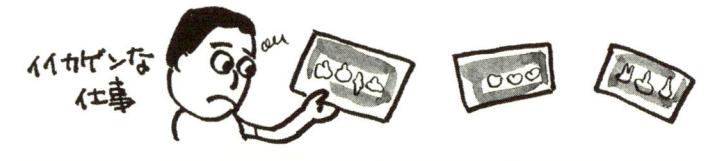

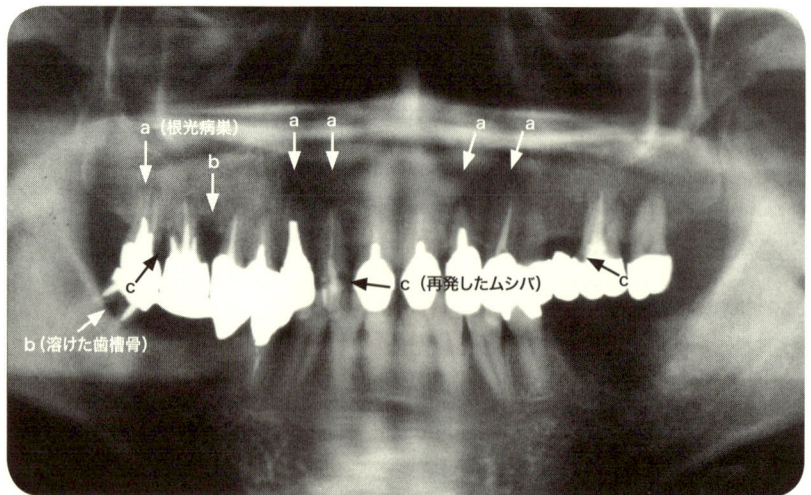

【写真⑥】初診時のレントゲン写真。不完全な根管治療（矢印a）、補綴物の咬合不良により歯槽骨吸収が起き（矢印b）、クラウンやブリッジの適合が悪くムシバが再発している（矢印c）。これが日本の歯科治療の現状だ。

インプラント（矢印c）は、方向、長さ、間隔、対合歯との関係など、全ての点で完全にできています。歯周病治療が正しく行われ、歯槽骨表面ははっきり、白く映っています。これは、骨の表面がしっかり固まっていることを示しています（矢印d）。

全ての点で完全に行われた治療は、レントゲンで見た目にも美しく映ります。完全なものは全てソツがなく、美しいものです。当然、正しく行われた治療だけが長持ちします。

②歯科医選びは慎重に

完全な治療はこのように難しいものです。

予防は簡単なので、私は予防を強くすすめますが、歯が悪くなってしまったら、治療をしなければなりません。

このとき、最も大切なのが歯科医選びです。これには十分に力を尽くし、慎重に行う必要があります。

良い歯科医を選ぶ場合、次のような点をチェックしましょう。

- 治療を受けた複数の患者さんが高い評価をし、特に、長く持っていると話している。
- 治療前に説明をきちんとしてくれる。治療計画、料金などをはっきり説明してくれる。
- 予防の指導に熱心である。
- 一回当たりの治療時間が長く、特に根管治療に時間をかける。
- 学会やセミナーによく出席している。
- 政治、歯科医師会の活動に熱心でない。

周囲の評価をよく調べ、少し遠くても評価の高い歯科医を選ぶのが得策です。

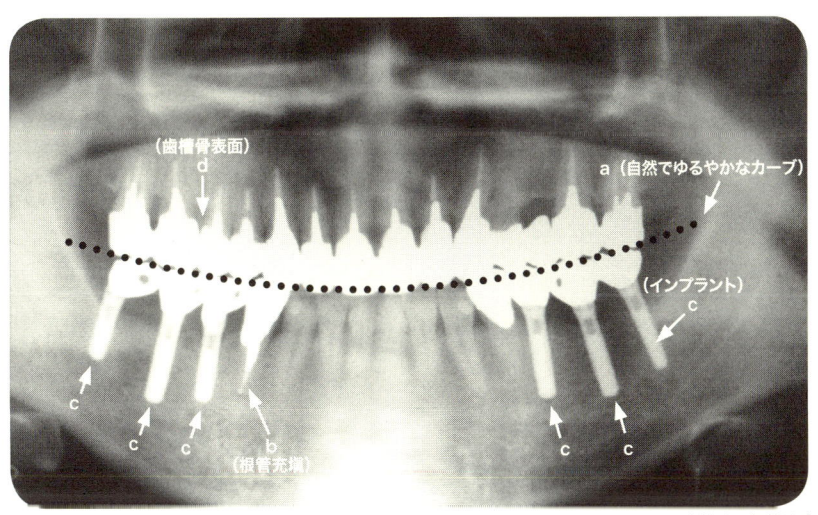

【写真㉑】当院で治療をやり直したレントゲン写真。下顎の歯を失ったところにインプラントを6本植立。根管治療も全てやり直し、歯にピッタリで咬合も正しい補綴物に作りかえた。完全な治療はこのように美しい。

第10章 賢い患者になろう

(2) 賢い患者になろう

　粗悪治療を受けないように身を守るためには、患者さんにもある程度の努力をしていただかなければなりません。良質な治療をしている歯科医は少ないという現実の中で、良い歯を守るためには、第一に大切なのはムシバなどをつくらないよう、予防に力を入れることです。そしてもし悪くなってしまったら、可能な限り、良い歯科医師を選ぶように努力することです。

　歯科疾患の予防は驚くほど効果が上がります。歯はもともと丈夫なので、正しく扱ってやりさえすれば簡単に悪くなったりはしないのです。予防の効果を上げるためには何と言っても"理解こそ妙薬なり"で、多少の勉強が必要です。本を読んだり、新聞、雑誌などの関連記事にも目を通しましょう。もし可能であれば、私の診療所で行っている「良い歯の会」に出席してみると、大いに理解が深まるでしょう。参加者から目からウロコが落ちた、という感想が聞かれます。

　歯を悪くしないための注意点は、あまり難しいことではありません。次の3点を守るだけでも大きな効果が上がります。しかし、知識があっても理解がないと実行できないのが現実です。その点、「良い歯の会」で勉強する効果は大きいようです。

①予防の3大注意点

1．歯育・食育の健康観をもち、食生活のバランスに注意し、丈夫な歯と体を育てる。
2．砂糖の摂取をできるだけ少なくする。砂糖は細菌に分解されて酸を産生し、直接ムシバをつくり、歯槽骨も溶かす。
3．食後、すぐブラッシングを行う。

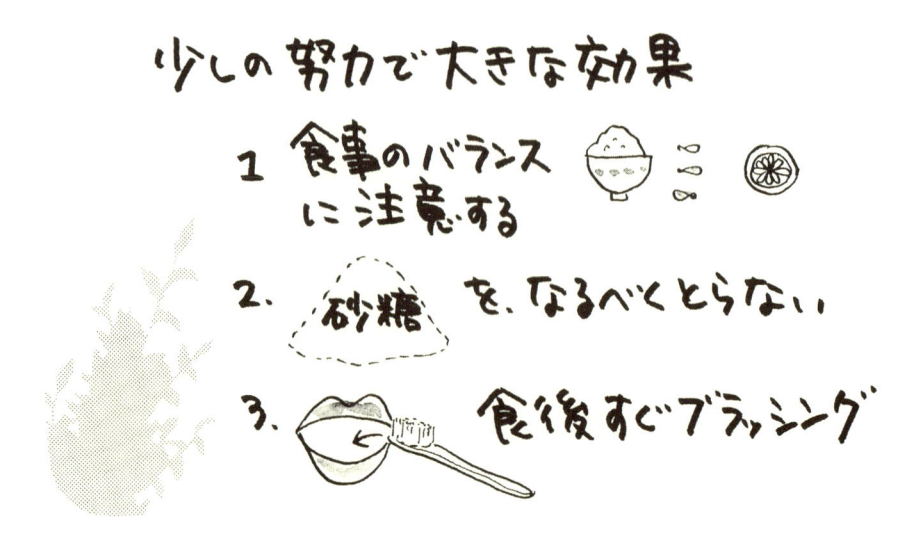

エナメル質　　　エナメル質

歯はもともと硬いもの！

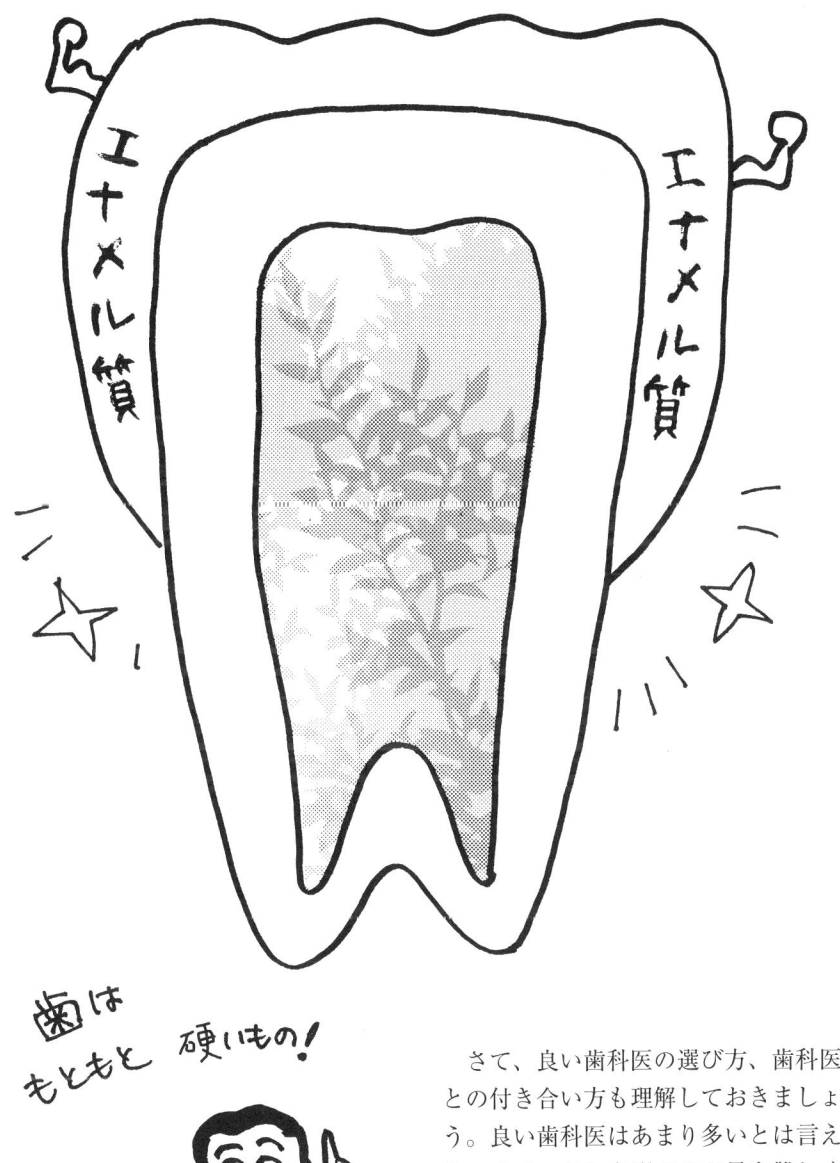

　さて、良い歯科医の選び方、歯科医との付き合い方も理解しておきましょう。良い歯科医はあまり多いとは言えないので、これを選ぶのが最も難しく、努力を要します。しかし歯科医の選び方で、歯の寿命も運命も左右されるので、できる限りの努力はしたいものです。

②良い歯科医の選び方

1．まず、本、新聞、テレビなどには注意していて情報を集めましょう。本を書いているから必ず良い治療をする先生とは言えないので、本の内容、語り口などから、信用できるか否かも考えて下さい。図書館に置いてある本は、ある程度選ばれているものが多いようです。
2．公的医療機関やマスコミの医療関係記者に問い合わせるのも、良い情報が得られることがあります。
3．実際に治療を受けた患者さんの話をできるだけ聞いて下さい。患者さんの経験からの判断はかなり信用度が高いと言えます。
4．最後は、自分でその歯科医に相談しましょう。フェアに、遠慮なく相談して下さい。説明を聞いたり、根管治療などのレントゲン写真も見せてもらうとかなり判別できます。人間性が良く、説明も十分してくれて、患者のためを思って予防にも力をいれてくれる先生のほうが信用できます。治療をしたがる先生はよく検討してみる必要があります。
5．診療に情熱を持っている先生が良いでしょう。

歯科医にはいろいろなタイプの生き方をしている人がいます。歯科医師会の役員をしているのがメシより好きな人、政治が好きな人、ゴルフや車など遊びに情熱を燃やしている人、診療が大好きな人などさまざまです。もちろん診療が大好きな人がベターです。

そして、この先生と決めたら、フェアで友好的、協力的な関係を築きましょう。患者さんが医者に義理を立てる必要はありません。義理を立てて、隣人や同級生、親戚の医者を選んで寿命を縮めてもつまらないことです。あくまで良い治療が期待できる人を選べばよいのです。

質問は遠慮なく、フェアにすべきです。しかし、くどくど同じ質問を繰り返したり、関係ないことを長々と聞いたりするのは賢明ではありません。私たちは診断や治療に当たって、神経を張りつめ、できる限りの情報を集約して正しい判断をしようとしています。まるで巌流島の決闘に臨んでいるように、全神経を緊張させ、考えつつお話をしているのです。それを無意味に攪乱するのは得策ではありません。信頼関係で気分よく臨んでこそ、私たちの頭も勘も冴え、前向きに仕事ができるのです。医師と患者の協力による共同作業で、病気という困難をよりよく解決できるわけです。医師との間に好ましい信頼関係を築くのも、患者の治る力の一つと言えるでしょう。

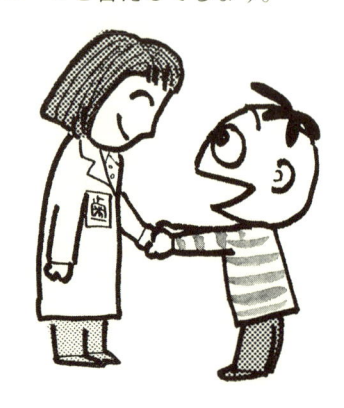

(3)「良い歯の会」で勉強してみよう

　私たちは、毎月第2土曜日の午後、25年間、休まずに「良い歯の会」を開いています。無料で痛くなく、効果抜群ですから、非常に有利で賢明な勉強です。何よりも、賢明で、人間らしい生き方を知ることは生きがいのある素晴らしいことです。出席できない方は、私の本を読んだり、ビデオで勉強することもできます。「良い歯の会」は次の要領で開催されています。

　「良い歯の会」で理解を深め、治療が不要な健全な心身を育てていただくのが、私の一番の願いです。

「良い歯の会」ご案内

　日　時……毎月第2土曜日　午後1時30分〜5時
　場　所……丸橋全人歯科3階研修室
　内　容……4回連続参加で1シリーズ

①環境と人間の生き方を考える
　1月　5月　9月

②ムシバ予防を中心に家族を考える
　2月　6月　10月

③歯周病と生活習慣病を克服しよう
　3月　7月　11月

④退化病と闘う
　4月　8月　12月

　定　員……60人（入場無料）
　ご家族、お友達などお誘い合わせの上、ご参加下さい。
　その他、試食会（本物食品と市販食品の食べ比べやおすすめメニュー紹介等）も行っています。
　お電話でご予約下さい。☎027-323-9524
　http://www.maruhashi.com/

おわりに

　幸いなことに最近、食育という言葉が市民権を得て理解が広まってきました。日本食育フェアには、私たちの「良い歯の会」もずっと参加してきましたが、最初は参加者も少なく、閑散としていたのですが、最近では東京国際フォーラムの会場が混雑し、2日間で8万人も入るようになりました。

　病気になってから治すのではなく、病気にならないような育て方を身につける。そのような理解が深まってきたわけで、素晴らしいことです。特に歯については、健全な歯のまま手をつけずに生きられればそれが最高です。そのような歯育のもとは食育にあります。それが30年の臨床経験を通し、また25年間の「良い歯の会」の活動を通しての私の確信です。本書が、皆様の歯育・食育、そして適切な治療のための一助となれば幸いです。

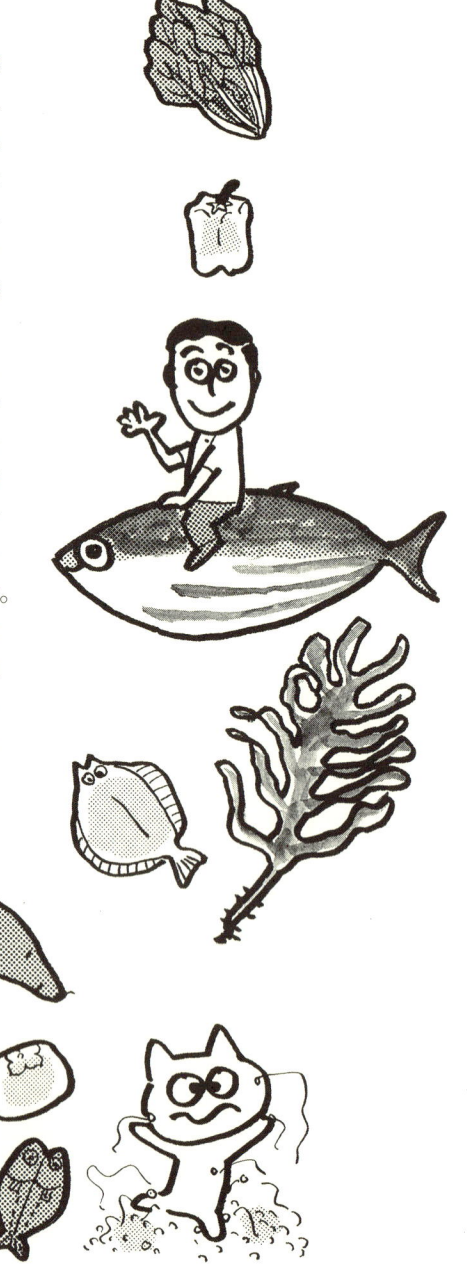

丸橋　賢●文

1944年、群馬県生まれ。東北大学歯学部卒業。同学部助手を経て、1974年、丸橋歯科クリニック開業。1981年、「良い歯の会」活動を開始。2004年、群馬県高崎市の現在地に「丸橋全人歯科」を開業。現在丸橋全人歯科院長。日本歯内療法学会正会員。日本口腔インプラント学会、日本全身咬合学会会員。日本歯内療法学会認定医。主な著書に『退化する若者たち』（PHP新書）、『癒しの思想』『全人的治療への道』『〈全人歯科〉革命』（以上、春秋社）、『新しい歯周病の治し方』『歯・良い治療　悪い治療の見分け方』『よくわかる顎偏位症の治療と予防』『インプラントで安心』（以上、農文協）など多数。
〈連絡先〉丸橋全人歯科
http://www.maruhashi.com/
〒370-0841　群馬県高崎市栄町21-1
TEL. 027-322-0845

ふなびきかずこ●イラスト

1951年、兵庫県生まれ。家庭生活と職業が両立するかと思ってまんが家を志したが、一人で家でまんがを描くという作業ははかどらずこの歳になってしまった。
4コマまんが「きみのものはぼくのもの」「ももこ姫」を雑誌に連載。
1991年、読売国際漫画大賞優秀賞受賞。
2001～2002年「ももこさん」『東京新聞』他夕刊に連載。また、フォー・ビギナーズシリーズ⑨⑥『新選組』⑨⑨『住基ネットと人権』の絵を担当。

FOR BEGINNERS SCIENCE ⑬

歯で守る健康家族
──歯育・食育・治療の決め手──

2006年11月15日　第1版第1刷発行

文・丸橋 賢
絵・ふなびきかずこ
装幀・足立秀大
発行所　株式会社 現代書館
発行者　菊地泰博
東京都千代田区飯田橋3-2-5
郵便番号102-0072
電話(03)3221-1321
FAX(03)3262-5906
振替00120-3-83725
http://www.gendaishokan.co.jp/

DTP・エディマン
印刷・東光印刷所／平河工業社
製本・越後堂製本

©Printed in Japan 2006
校正協力　岩田純子
定価はカバーに表示してあります。
落丁・乱丁本はおとりかえいたします。
ISBN4-7684-1213-0

FOR BEGINNERS SCIENCE

20世紀は科学の時代と言われた。しかし、21世紀は近代科学の反省の時でもある。それは、先端科学の成果が、必ずしも人類の未来を見定めたものではないのではないか、という反省である。反省とは否定ではない。もう一度考え直すということだ。私たちには分かっているようで、実は曖昧なことが多い。先端科学は、凡人には理解不可能なものなのだろうか？　このシリーズは、健康を中心に、私たちが日常的に享受している科学の成果を根本から問い直し、安全な生活を提案してみようとして企画された。(定価各1500円+税)

既刊
①電磁波
②遺伝子組み換え（食物編）
③新築病
④誰もがかかる化学物質過敏症
⑤遺伝子組み換え動物
⑥最新　危ない化粧品
⑦遺伝子組み換え　イネ編
⑧プラスチック
⑨資源化する人体
⑩最新　危ない水
⑪最新　危ないコンビニ食
⑫アレルギーと楽しく生きる
⑬歯で守る健康家族

FOR BEGINNERSシリーズ (定価各1200円+税)

歴史上の人物、事件等を文とイラストで表現した「見る思想書」。世界各国で好評を博しているものを、日本では小社が版権を獲得し、独自に日本版オリジナルも刊行しているものである。

①フロイト
②アインシュタイン
③マルクス
④反原発*
⑤レーニン*
⑥毛沢東*
⑦トロツキー*
⑧戸籍
⑨資本主義*
⑩吉田松陰*
⑪日本の仏教
⑫全学連
⑬ダーウィン
⑭エコロジー*
⑮憲法*
⑯マイコン
⑰資本論
⑱七大経済学
⑲食糧
⑳天皇制
㉑生命操作
㉒般若心経
㉓自然食*
㉔教科書
㉕近代女性史
㉖冤罪・狭山事件*
㉗民法
㉘日本の警察
㉙エントロピー
㉚インスタントアート
㉛大杉栄*
㉜吉本隆明
㉝家族
㉞フランス革命
㉟三島由紀夫
㊱イスラム教
㊲チャップリン
㊳差別
㊴アナキズム*
㊵柳田国男
㊶非暴力
㊷右翼
㊸性
㊹地方自治
㊺太宰治
㊻エイズ
㊼ニーチェ
㊽新宗教
㊾観音経
㊿日本の権力
51芥川龍之介
52ライヒ
53ヤクザ
54精神医療
55部落差別と人権
56死刑
57ガイア
58刑法
59コロンブス
60総覧・地球環境
61宮沢賢治
62地図
63歎異抄
64マルコムX
65ユング
66日本の軍隊（上巻）
67日本の軍隊（下巻）
68マフィア
69宝塚
70ドラッグ
71にっぽんNIPPON
72占星術
73障害者
74花岡事件
75本居宣長
76黒澤明
77ヘーゲル
78東洋思想
79現代資本主義
80経済学入門
81ラカン
82部落差別と人権Ⅱ
83ブレヒト
84レヴィ-ストロース
85フーコー
86カント
87ハイデガー
88スピルバーグ
89記号論
90数学
91西田幾多郎
92部落差別と宗教
93司馬遼太郎と「坂の上の雲」
94六大学野球
95神道
96新選組
97チョムスキー
98ヤマタタケル
99住基ネットと人権
100ユダヤ教
101ハンナ・アーレント

以後続刊 *は品切